Petra Kühne

Der Umgang mit dem Süßen

Zucker und Alternativen anthroposophische Aspekte

Arbeitskreis für Ernährungsforschung e.V.
Bad Vilbel

Die in diesem Buch veröffentlichten Ratschläge und Hinweise wurden von den Autoren und dem Verlag sorgfältig erarbeitet und geprüft. Trotzdem ersetzen sie keine medizinischen Ratschläge oder Behandlungen. Daher kann auch keine Haftung übernommen werden.

ISBN 978-3-922290-56-8

Fotos: AKE

Arbeitskreis für Ernährungsforschung e.V.
Niddastr. 14
61118 Bad Vilbel
www.ak-ernaehrung.de

3. Auflage 2019

Inhalt

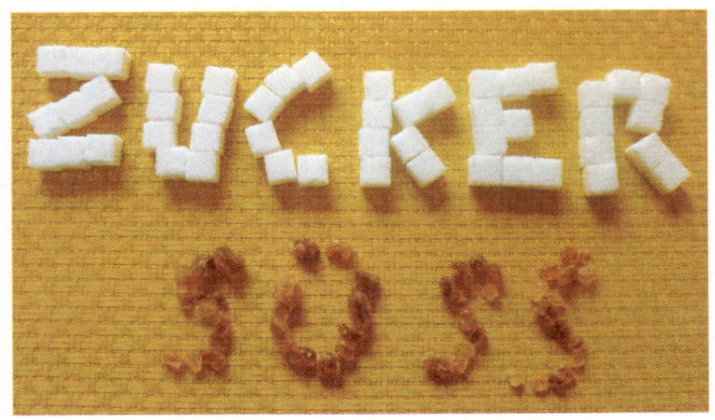
ZUCKER
SÜSS

Vorwort

Zucker ist in die Kritik geraten. Mit steigendem Verbrauch wird deutlich, dass er zwar Wohlgefühl auslöst, aber auch gesundheitliche Probleme mit sich bringt. War es früher das Fett, so wird heute im Zucker der Übeltäter gesehen. Die Antwort lautet für Viele: Zuckervermeidung, Zuckerfasten, zuckerfreie Kost: Das Internet ist voll von Erfahrungen, die Menschen damit gemacht haben. Aber führt Weglassen wirklich zum Erfolg?

Auf der anderen Seite lieben die Menschen das Süße und verzehren viel Zucker. Warum ist das so? Macht Zucker süchtig? Hängt es mit der Wirkung des Zuckers zusammen?

> *„Die Menschen fangen erst mit dem 15. Jh. an, auf den Zucker angewiesen zu werden."*

Dies schrieb Rudolf Steiner vor fast 100 Jahren. Was hat sich da geändert in der Lebens- und Denkweise der Menschen? Diese Hintergründe werden in diesem Buch beschrieben.

Der Arbeitskreis für Ernährungsforschung e.V. hat bereits vor Jahren den Zuckerverbrauch in einzelnen Ländern der Welt verglichen. Dazu gibt es in dem Werk von Rudolf Steiner viele Hinweise und Informationen über die Wirkung und Bedeutung des Zuckers, die in einer Literaturarbeit zusamengestellt wurden. Etliche werden hier zitiert. Sie sind mit der Nummer der Gesamtausgabe (GA) bezeichnet, die im Literaturverzeichnis genau aufgeführt ist.

Diese Broschüre bezieht aktuelle Forschungen und Alternativen zum Zucker ein. Das Angebot an verschiedenen Zuckern und Süßungsmitteln wird dargestellt, Zucker und seine Aufgabe im Stoffwechsel, seine Wirkung auf Gesundheit, Seele und Bewusstsein des Menschen behandelt. Rezepte mit alternativen Süßungsmitteln runden diese Broschüre ab, die als Ratgeber für den Umgang mit dem Süßen helfen kann.

Petra Kühne (2019)

Was ist Zucker?

Der Name Zucker stammt aus dem Arabischen „sukkar" und bedeutet so viel wie „Kieselsteine", womit die Zuckerkristalle gemeint sind. Wahrscheinlich ist der Name vom Altindischen „sarkara" abgeleitet, was darauf hinweist, dass es sich um ein früh kultiviertes Lebensmittel handelt. Nach Europa wurde Rohrzucker von Alexander dem Großen aus Indien hergebracht.

Heute gehört Zucker zu den grundlegenden, aber gesundheitlich umstrittenen Lebensmitteln unserer Nahrungspalette. Dies hängt mit dem hohem Zuckerverbrauch in vielen Ländern zusammen. „Zu süß, zu fett und zu energiereich" lautet seit Jahren das Fazit der Ernährungsfachleute in Deutschland. Was ist Zucker chemisch und welche Zuckerarten gibt es?

Traubenzucker oder *Glukose* ist das erste Kohlenhydrat, das bei der Photosynthese der Pflanzen aus Kohlendioxid, Wasser und Licht entsteht. In Glukose ist Sonnenlicht somit stofflich „gespeichert".

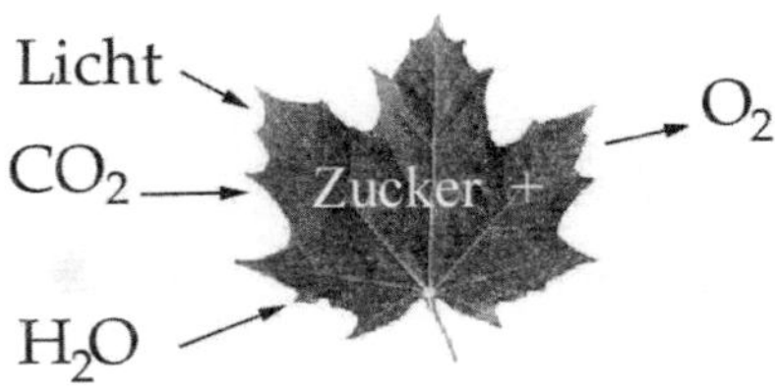

Die Summenformel wird so geschrieben:

$$CO_2 + 6\,H_2O \rightarrow C_6H_{12}O_6 + 3\,O_2$$

Kohlendioxid + Wasser → Glukose + Sauerstoff

Die Pflanze baut aus diesem ersten Zucker weitere Substanzen auf wie Zweifachzucker, Stärke, Zellulose oder Fett. Speicherzucker, der in größeren Mengen in Zuckerpflanzen oder Obst vorkommt, bildet sich im weiteren Pflanzenstoffwechsel, ist also eine sekundär entstehende Substanz. Die Lagerung von Zucker in Zellen ist aufgrund des osmotischen Drucks begrenzt, denn Zucker zieht Wasser an und würde die Zellen ab einer gewissen Konzentration platzen lassen.

Neben Glukose gibt es eine Reihe weiterer Zucker, die man nach Einfachzuckern und Zweifachzuckern unterscheidet.

Die Monosaccharide - Einfachzucker

Glukose (Traubenzucker) kommt in Früchten und Honig vor, wird aus Kohlenhydraten wie Stärke gewonnen und zu Traubenzucker verarbeitet. Beim Menschen ist Glukose im Blutzucker, in Muskeln und Gehirn vorhanden.

Fruktose (Fruchtzucker) kommt mit Glukose in reifen Früchten und Honig (Invertzucker) vor, wird chemisch gewonnen aus Stärke oder Inulin. Beim Menschen ist Fruktose in der Leber und in der Samenflüssigkeit der Spermien vorhanden.

Galaktose (Schleimzucker) ist Bestandteil des Milchzuckers, kommt in Polysacchariden wie Pektinen oder Agar-Agar vor. Beim Menschen ist Galaktose im Nervengewebe, der Gehirnsubstanz, an der Oberfläche von Blutgruppensubstanzen und im Bindegewebe vorhanden.

Weitere Einfachzucker: ***Mannose, Ribose*** u.a.

Die Disaccharide - Zweifachzucker

Saccharose (Haushaltszucker) besteht aus der Verbindung von je einem Molekül Glukose und Fruktose. Sie kommt in Zuckerrüben, Zuckerrohr, Honig, Früchten, als raffinierter Haushaltszucker vor. Sie ist der wichtigste Zucker in Lebensmitteln.

Laktose (Milchzucker) besteht aus der Verbindung Galaktose und Glukose. Sie kommt in Milch und Milchprodukten vor.

Maltose (Malzzucker) ist die Verbindung von 2 Glukosemolekülen. Sie kommt in keimender Gerste, Malzextrakt, als Zwischenprodukt beim Abbau von Stärke vor.

Es können auch mehr als 2 Zuckermoleküle verbunden sein. Bei Zuckerketten von 3-10 Monosacchariden spricht man von ***Dextrinen***. Sie treten als Abbauprodukte von Stärke durch Verarbeitung auf.

Die Polysaccharide - Mehrfachzucker

Polysaccharide sind lange lineare oder verzweigte Zuckermolekülketten. Der wichtigste Mehrfachzucker ist ***Stärke***. Sie besteht aus Ketten von bis zu 6000 Glucose-Molekülen und kommt in Getreide, Kartoffeln und Gemüse vor oder wird verarbeitet als Mais-, Kartoffel- oder Weizenstärke angeboten.

Glykogen besteht aus Glukoseketten mit 10.000 bis 100.000 Glukose-Molekülen und wird als tierische oder menschliche Stärke bezeichnet, ein Reservestoff in Leber und Muskeln.

Inulin ist aus Fruchtzuckereinheiten aufgebaut, kommt in Topinambur oder Schwarzwurzeln vor. ***Zellulose*** besteht aus Glukoseketten in einer anderen Bindung als Stärke. Deshalb kann der Mensch Zellulose nicht abbauen, jedoch Wiederkäuer mit ihrem Pansen.

In der Natur kommen weder Zucker noch Polysaccharide isoliert vor. Sie sind Bestandteile von Zellen, pflanzlichen Organen wie der Zuckerrübe oder einer Frucht. Durch Verarbeitung können sie isoliert und zu weißem Kristallzucker verarbeitet werden. *Ballaststoffe* sind Polysaccharide, die der Mensch nicht verdauen kann, aber für seine Darmpassage benötigt. Stärke mit Ballaststoffen wie sie in Getreide, Knollen oder Hülsenfrüchten vorkommt, nennt man komplexe Kohlenhydrate.

Das Wesen des Zuckers

Glukose (Traubenzucker) ist der zentrale und universelle Zucker. Er ist die primäre Substanz, die in der Photosynthese aus Licht entsteht. Aus ihm werden die anderen Zucker gebildet. Glukose ist im Stoffwechsel der Lebewesen sowohl von Pflanzen, Tieren, Menschen sowie einigen Bakterien der wichtigste *Energieträger*. Beim Menschen wird er darüber hinaus noch als Werkzeug der Ich-Organisation gebraucht (s. S. 34).
Wegen dieser Aufgaben im Stoffwechsel hat Traubenzucker eine besondere Stellung unter den Kohlenhydraten. Das bedeutet aber nicht, dass der Mensch ihn auch selbst essen muss. Er kann ihn in der Verdauung aus anderen Substanzen herauslösen (s. S. 27f.).
Zucker ist nur als Kristall sichtbar, in „mineralisierter", isolierter Form. In Lebewesen ist er in Flüssigkeiten gelöst, aus der Sichtbarkeit verschwunden und wird durch den süßen Geschmack wahrnehmbar. Die

auflösende Eigenschaft hat er mit Salz gemeinsam. Zucker und Salz werden beide in ihrer Erscheinungsform als „mineralisch", „tot" angesehen, auch wenn Zucker ursprünglich aus Pflanzen gewonnen wird.

> *„Wenn wir unseren Speisen Salz zusetzen, das also schon äußerlich mineralischer Natur ist, wenn wir Zucker zusetzen, der auch schon durch die äußere Zubereitung, wenn er auch vielleicht dem organischen Reiche entstammt, dennoch so weit getrieben ist, dass er bereits tot gemacht worden ist, so haben wir da etwas schon Totes aufgenommen." (R. Steiner, GA 218, S. 69)*

Zucker enthält die Lichtenergie der Sonne. Er ist eine „Lichtsubstanz", enthält aber nur wenig Lebendiges durch seine Verarbeitung zu einem isolierten Kristall. *O. Wolff*[1] weist darauf hin, dass Glukose zu den Hexosen gehört, die aus 6 C-Atomen bestehen. Die Zahl Sechs ist mit den Kräften des Lichts verbunden, wie auch an den sechseckigen Bienenwaben zu sehen ist.

Zucker
- ist verstofflichtes Licht
- ist isoliert „mineralisch", „tot"

Zucker und Süßungsmittel

Zucker werden fast nur aus Pflanzen gewonnen. Die wichtigsten Zuckerpflanzen sind Zuckerrohr und -rübe (s. S. 59f.). Tierische Zucker sind Blutzucker (Glukose), Milchzucker und Honig. Das Prinzip der Zuckergewinnung ist das Auspressen des süßen Saftes, der zu Sirup eingedickt wird. So gewinnt man die konzentrierten Süßungsmittel. Beim Honig übernimmt die Biene diese Arbeit. Kristallzucker werden weiter konzentriert, weiße Zucker raffiniert, wobei man Farb- und Schleimstoffe, Säuren, aber auch Vitamine und Mineralstoffe entfernt. Weiße Zucker wie Saccharose, Glukose, Xylit oder Sorbit sind Monoprodukte, isolierte Kohlenhydrate. Sie enthalten so gut wie keine Begleitstoffe der ursprünglichen Pflanze mehr.

Man kann Zucker auch enzymatisch aus Stärke gewinnen, Stärkeverzuckerungsprodukte. Die bekanntesten sind Glukosesirup oder Glukose-Fruktose-Sirup. Sie können weiter zu weißem Zucker konzentriert

1 Otto Wolff: Grundlagen einer geisteswissenschaftlich erweiterten Biochemie. Stuttgart 1998, S. 75f.

werden oder als dickflüssiges Süßungsmittel vor allem in der industriellen Lebensmittelverarbeitung verwendet werden.

Ein weiterer Begriff ist *„freie Zucker"*. Darunter versteht man alle Mono- und Disaccharide, die konzentrierten Süßungsmittel (Honig, Agavendicksaft) und Fruchtsäfte, nicht aber Zuckeralkohole und Süßstoffe. Damit soll der Zuckergehalt in Lebensmitteln erfasst werden, egal ob zugesetzt oder natürlich vorhanden.

Zuckerersatz – die Süßungsmittel

Als *Zuckerersatz* sind Süßungsmittel zugelassen. Der Begriff Süßungsmittel (engl. Sweetener) wird seit 2014 auch in Deutschland für *Zuckeraustausch-* und *Süßstoffe* gebraucht. Beide müssen lebensmittelrechtlich als Zusatzstoff zugelassen werden und tragen eine E-Nummer. Die Zuckeraustauschstoffe haben eine andere chemische Struktur als die Mono- und Disaccharide. Man nennt sie Zuckeralkohole (Polyole). 2019 waren 8 zugelassen: Sorbit (E 420), Mannit (E 421), Isomalt (E 953), Polyglycitolsirup (E 964), Maltit (E 965), Lactit (E 966), Xylit (E 967) und Erythrit (E 968). Sie haben nichts mit dem Getränk Alkohol zu tun. Einige kommen natürlich vor wie Sorbit in Ebereschenbeeren. Zuckeraustauschstoffe liefern weniger Energie. Da die Mundbakterien sie nicht abbauen, verursachen sie keine Karies. Man sollte nicht zu viel von ihnen verwenden, da sie dann Durchfall verursachen können. Sind mehr als 10 % Zuckeralkohole enthalten, muss das Produkt den Warnhinweis tragen „kann bei übermäßigem Verzehr abführend wirken". Die Menge liegt bei den meisten Menschen etwa bei 30 g pro Tag, bei Darmempfindlichen niedriger. Eine Gewöhnung an größere Mengen kann mit der Zeit eintreten. Ein Beispiel: ein Kräuterbonbon mit 2,5 g Gewicht enthält etwa 2,4 g vom Süßungsmittel Isomalt. Mit 10 Bonbons am Tag erreicht man bereits 24 g Zuckeraustauschstoffe, empfindliche Menschen können mit Durchfall regieren.

Süßstoffe unterscheiden sich von den Zuckeraustauschstoffen, da sie keine Energie haben und wesentlich süßer sind. 2019 waren 11 Süßstoffe zugelassen: Acesulfam K (E 950), Aspartam (E 951), Cyclamat (E 952), Saccharin (E 954), Sucralose (E 955), Thaumatin (E 957), Neohesperidin DC (E 959), Steviolglycoside (E 960), Neotam (E 961), Aspartam-Acesulfamsalz (E 962) und Advantam (E 969). Bei den Süßstoffen kann man zwischen chemischer oder pflanzlicher Herkunft unterscheiden. Die pflanzliche Herkunft z.B. von Stevia sagt jedoch nichts über die Qualität aus. Pflanzen können giftig oder unbekömmlich sein. Von Stevia ist seit 2010 das intensiv verarbeitete Stevioglykosid zugelassen. Saccharin ist der älteste Süßstoff, der seit 1886 in Deutschland verkauft wurde. 1902 erreichte die Zuckerindustrie ein teilweises Verbot. In den Weltkriegen wurden Süßstoffe durch Zuckerknappheit wieder zugelassen und in den Nachkriegsjahren viel verkauft.

Süßstoffe werden für energiereduzierte Lebensmittel, „zahnschonende" Kaugummis oder Bonbons und als Geschmacksverstärker eingesetzt. In der Tiernahrung süßt man damit Futter für Jungschweine zur Nachahmung der süßen Muttermilch. Sie fressen dann mehr.

Süßstoffe sind gesundheitlich umstritten, obwohl sie intensiv geprüft werden. Es geht auch darum, dass der Körper getäuscht wird, weil er durch den süßen Geschmack Energie erwartet, die aber nicht vorhanden ist. Selbst die Mundbakterien können mit Süßstoff nichts anfangen, daher entstehen keine Säuren wie bei Zucker, eine mögliche Kariesbildung entfällt. Süßstoffe regen nur die Sinne durch den süßen Geschmack an, hinterlassen aber eine Leere im Stoffwechsel. Ebenso ist der Einfluss auf die Darmflora noch nicht genügend geklärt. Der Süßstoff Sucralose, der aus Zucker durch Chlorierung hergestellt wird, sollte nicht erhitzt werden, da sich möglicherweise giftige Stoffe bilden können. Süßstoffe sind auf keinen Fall eine praktische Lösung, um auf Zucker zu verzichten.

Wie süß sind Zucker und Süßungsmittel?

Zucker unterscheiden sich in ihrer Süße. Fruchtzucker ist süßer als Haushaltszucker, Glukose weniger süß (70 %), Milchzucker hat nur ein Drittel Süßkraft wie Haushaltszucker. Die Süßkraft der Zuckeraustauschstoffe (Zuckeralkohole) liegt bei Xylit etwa so hoch wie Zucker, bei den anderen nur etwa die Hälfte. Man muss also mehr davon nehmen, um die gleiche Intensität zu erreichen. Süßstoffe sind zwischen 30 bis mehrere 10.000x so süß wie Zucker. Es werden immer süßere erzeugt wie das erst 2014 zugelassene Advantam, eine chemische Weiterentwicklung aus Aspartam.

Süßkraft von Zuckern und Süßstoffen (Saccharose = 1)			
Zuckerarten		**Süßstoffe**	
Fruktose	1,4	Cyclamat	30
Invertzucker	1,2	Acesulfam K	130-200
Glukose, Glukosesirup	0,7	Aspartam	200
Maltose	0,4	Saccharin	300
Laktose (Milchzucker)	0,3	Steviosid	300
Zuckeralkohole		Thaumatin	2.000-3.000
Xylit (Holzzucker)	1	Neotam	7.000-13.000
Sorbit, Isomalt	0,5	Advantam	bis 37.000

Übersicht der Zuckerarten und Süßungsmittel

In der folgenden Übersicht sind die Zuckerarten und Süßungsmittel darstellt. Neben den konzentrierten (alternativen) Süßungsmitteln gibt es die isolierten Zucker (Mono- und Disaccharide) und die aus verzuckerter Stärke gewonnenen Zucker sowie die Zuckeraustauschstoffe (Zuckeralkohole). Sie sind alle Kohlenhydrate. Die Süßstoffe dagegen sind eine andere Substanzgruppe, die keine Energie für uns Menschen haben, da sie im Stoffwechsel nicht abgebaut werden können.

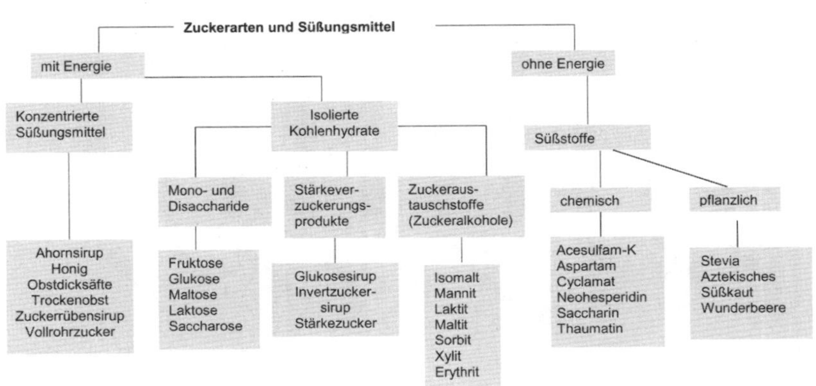

Der Zuckerverbrauch

2016 wurden in Deutschland 34 kg Zucker (Saccharose) pro Kopf verbraucht, etwa 95 g pro Tag.[2] Die Menge ist in den letzten Jahren etwas gesunken, was auf einer Sättigung und dem Verwenden von süßen Ersatzprodukten beruht (Glukosesirup etc.). Der Zuckerverbrauch ist in den Ländern der Welt unterschiedlich.[3] Größere Unterschiede finden sich z.B. zwischen China (6,7 kg) und der Schweiz (55,4 kg). In einigen Ländern lag der Zuckerkonsum niedrig wie in Nepal mit 4,1. Wurden weltweit 1939 etwa 11,3 kg verbraucht, so steigerte die Menge sich auf 20,5 kg/Kopf im Jahr 2013. Diese Werte beziehen sich auf unverarbeiteten Zucker. In der Tabelle sind die etwas geringeren Werte von raffiniertem Zucker aufgeführt. Die Werte der USA liegen niedriger als z.B. Deutschland, weil statt Zucker viel Fruktosesirup verwendet wird, der nicht in die Zuckerstatistik eingeht. Er wird aus amerikanischem Mais gewonnen und ist ein Stärkeverzuckerungsprodukt. Er ist gesundheitlich umstritten, da er in hohen Verzehrsmengen Übergewicht fördern kann.

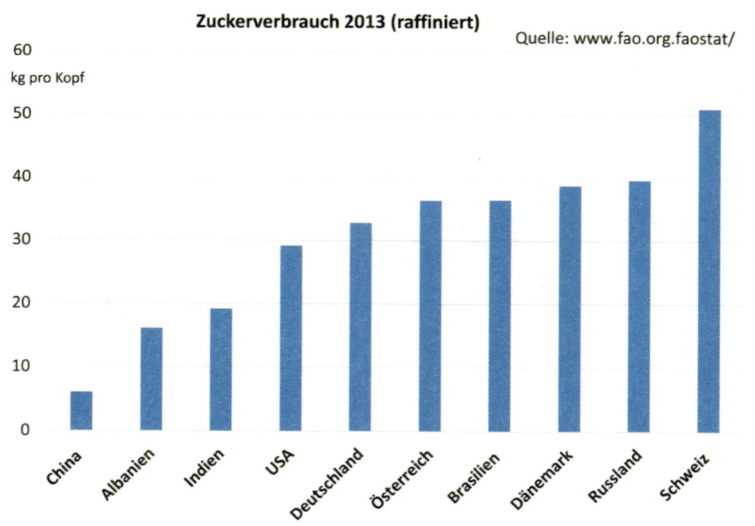

2 Erfasst sind der Verbrauch von Rüben- und Rohrzucker. Nicht enthalten sind andere Zucker wie Milch- oder Malzzucker, aber auch keine Süßungsmittel wie Glukosesirup (aus Stärke) oder Obstdicksäfte. Die Daten stammen von www.statista.com

3 www.fao.org/faostat

Besonders zeigt sich eine Steigerung bei asiatischen und afrikanischen Ländern, die bisher wenig Zucker konsumierten. Damit setzt dort die Entwicklung beim Zuckerverbrauch ein, die in Europa vor 150 Jahren stattgefunden hat. Vor allem in England stieg im 18. Jh. die Zuckernachfrage an – gefördert durch die Kolonisation. Im 19. Jh. trug die Industrialisierung zum weiteren Anstieg bei, da sie die Verarbeitung vereinfachte. So war England lange vor anderen europäischen Ländern ein großer Zuckerverbraucher. In Italien steigerte sich die Zuckermenge erst 100 Jahre später und auf niedrigerem Niveau, wie in der Abbildung zu sehen ist.[4] Die Werte sind in Zuckerkalorien angegeben. Um auf die Zuckermenge zu kommen, muss man sie durch 4 Kcal teilen. Dann sieht man, dass der Spitzenwert in England ungefähr um 1960 mit 130 g Zucker täglich pro Person lag. 2016 war er auf 106 g pro Person und Tag gesunken, was immer noch hoch ist. Einbrüche gab es durch die Weltkriege.
Ähnlich sehen die Kurven in anderen Ländern der Welt aus, wobei der Zuckeranstieg in arabischen, mittelamerikanischen und einigen asiatischen Ländern vielfach erst Mitte des 20. Jh. einsetzte, dann aber schnell auf hohe Werte anstieg.

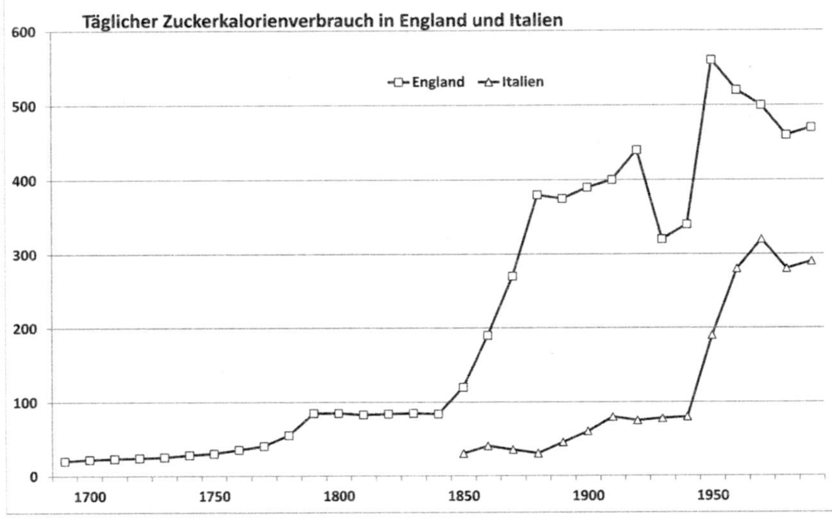

4 Ruprecht, W. (2001): The Historical Development of the Consumption of Sweeteners, a Learning Approach, Max Planck Institute for Research into Economic Systems, Heft 0104

Ursachen des Zuckerverbrauchs

Es gibt mehrere Ursachen für den hohen Zuckerverbrauch in der Welt. Dabei unterscheiden sich die Länder durchaus. Rudolf Steiner wies darauf hin, dass es damals (1920) große Unterschiede beim Zuckerverbrauch in Russland und England gab. Russland war ein Agrarland und England eine Industrienation.

> *„Das können sie sogar äußerlich statistisch nachweisen. In Russland wird viel weniger Zucker gegessen als in England." (GA 348, S. 260)."*

Heute verbraucht Russland mehr Zucker als England. Ebenso verändert haben sich die Lebens- und Arbeitsverhältnisse. Der Zuckerverbrauch hängt damit zusammen.

Voraussetzung ist, dass Zucker *erhältlich* und *bezahlbar* ist. Beides traf früh in England zu. Beginnt die Wirtschaft eines Landes zu wachsen, steigt der Zuckerverbrauch an. Die Menschen haben dadurch mehr Einkommen, was zur Veränderung der Ernährung beiträgt. Sie brauchen nicht nur das Nötigste, sondern können sich Lebensmittel wie weißen Zucker leisten, der früher den Reichen vorbehalten war. Die Sättigungsgrenze an Zucker liegt bei den meisten Ländern zwischen 38-60 kg/Kopf und Jahr.

Wichtig ist es auch, ob Länder selber *Zuckerpflanzen anbauen*. Dies können 127 Länder. 79 Länder gewinnen ihn aus Zuckerrohr, 38 aus Zuckerrüben und 10 aus beiden Pflanzen. Wenn ein Land kaum eigenen Zucker produziert und eine geringe Wirtschaftskraft aufweist, ist der Verbrauch niedrig. Bei guter Finanzlage wird Zucker importiert.

Die Industrialisierung bewirkte ferner, dass die Menschen einer *außerhäuslichen Erwerbsarbeit* nachgehen und die mitarbeitenden Frauen für die Nahrungszubereitung weniger Zeit zur Verfügung hatten. Deshalb wurden zunehmend *Fertigprodukte* verwendet. Auch weißer Zucker ist ein fertiges, industrielles Produkt im Gegensatz zum arbeitsaufwändig im Haushalt gekochten Zuckerrübensirup. Er wurde dadurch billiger für die Menschen. Vielfach süßten die Hersteller ihre Fertigprodukte, um mehr Akzeptanz zu erreichen. Dies ist bis heute der Fall. 83 % des verbrauchten Zuckers finden sich in verarbeiteten Nahrungsmitteln, darunter in vielen Süßigkeiten und Erfrischungsgetränken.

Eine weitere Ursache ist die veränderte Art der Arbeit. Fast überall nimmt mit der sich entwickelnden Wirtschaft die „*Kopfarbeit*" zu und die körperliche Arbeit ab. Kopfarbeiter verzehren aber mehr Süßes als körperlich schwer arbeitende Menschen.

> *„Hier zeigt sich also wiederum die gegenseitige Entsprechung von Verdauungstätigkeit und Denktätigkeit. Der Vorgang, welcher in der Verdauung durch Zuführung einer größeren Menge von Zucker bewirkt wird, hat im oberen Menschen sein Korrelat in einer stärkeren Denkfunktion." (GA 96, S. 173)*

Ferner stärkt Zucker substanziell durch seine Wirkung auf das Gehirn die Bewusstseinsentwicklung und Individualisierung.

> *„Ich habe in früheren Jahren einmal angeführt, dass die Entwicklung der Bewusstseinsseele, die die Egoität des Menschen besonders heraushebt, äußerlich materiell durch den Zucker gehoben wird... Aber wenn man schildert, dass erst mit dem 15. Jh. die Bewusstseinsseele heraufkommt, um sich zu entwickeln, so sehe man nur in der Geschichte der Zuckerproduktion nach: Sie beginnt erst mit dem 15. Jahrhundert." (GA 174a, S. 260)*

Hier zeigt sich ein Zusammenhang zwischen einer geistig-kulturellen Entwicklung und dem Verlangen nach Zucker. Dies wird im Kapitel „Zucker und Selbstbewusstsein" vertieft (s. S. 47f.).Das Verhältnis darf man jedoch nicht umdrehen. Das Essen von Zucker bewirkt keinesfalls eine vermehrte geistige Entwicklung, es kann nur eine solche unterstützen.

Wieviel Zucker darf man essen?

2014 hat die WHO (World Health Organization) angeregt, den Zielwert für Zucker auf 5 % der täglichen Energiezufuhr zu senken. Damit halbiert sie den Richtwert von 10 Energieprozent. Dieser Richtwert gilt als „tolerierte Menge" in Ländern wie Deutschland, Österreich und der Schweiz. Eine erwachsene Frau mit 2000 Kcal Tagesempfehlung könnte demnach 200 Kcal Zucker, d.h. maximal 50 g pro Tag essen. Nach der Empfehlung der WHO wären es nur 25 g, etwa ein Viertel der in Deutschland tatsächlich verzehrten Menge. Bei Kindern ist die tolerierte Tagesmenge niedriger, da sie einen geringeren Kalorienbedarf haben. Neben Zucker sollen die natürlichen Süßungsmittel wie Honig, Dicksäfte und

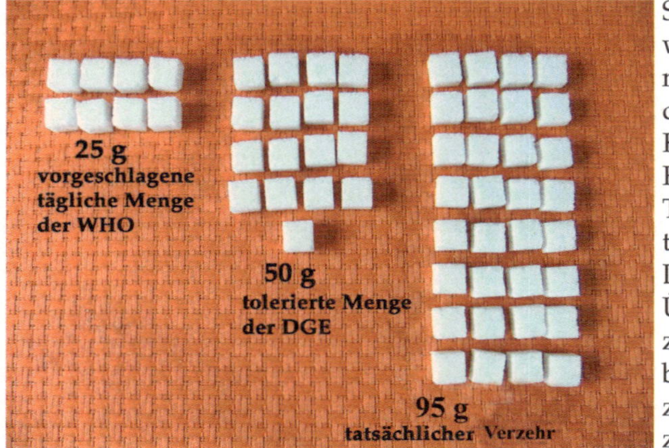

Sirupe mitgezählt werden wie auch natürlich vorhandener Zucker in Konzentraten, Fruchtsäften oder Trockenobst. Hintergrund ist, dass Diabetes und Übergewicht sehr zugenommen haben und weiter zunehmen. Die zuckerhaltigen Lebensmittel tragen dazu bei. Besonders das Trinken zuckerhaltiger Getränke wie Limonaden wird kritisch angesehen.[5] Würden sich Verbraucher an dern Empfehlungen von 50 g bzw. 25 g Zucker orientieren, müssten sich die Gewohnheiten und Rezepturen teilweise sehr ändern, denn die Zuckermenge ist schnell erreicht.

50 g zugesetzten Zucker erreicht man mit etwa

1 Glas Limonade (200 ml)	24 g
+ 150 g Fruchtjoghurt	20 g
+ 10 g Milchschokolade	6 g

25 g zugesetzten Zucker mit

1 Portion Bio-Müsli	9 g
+ 20 g Tomatenketschup	5 g
+ 20 g Marmorkuchen	11 g

Tatsächlich liegt der Zuckerverbrauch in Deutschland viel höher als 10 oder 5 Energieprozent (s. Kasten). Besonders Kinder, Jugendliche und junge Erwachsene essen viele zuckerhaltige Lebensmittel.[6] Ihr Zuckeranteil beträgt statt 10 bis zu 17,5 Energieprozent. Zwar lag der Zuckerverbrauch 2005 noch höher, ist aber auch aktuell (2019) zu hoch.

5 ebda. S. 39

6 Ernährungsbericht 2013. Hrsg. DGE, Bonn. S. 53-63

Anteil des Zuckers am täglichen Energieverbrauch in Deutschland

- Frauen 14 Energie%
- Männer 13 Energie%
- Kinder, Jugendliche bis 17,5 Energie%
- **empfohlen: Richtwert 10 Energie%**
- **empfohlen: Zielwert 5 Energie%**

Rechnet man die tolerierten 50 g Zucker täglich auf ein Jahr um, kommt man auf gut 18 kg. Dies entspricht der Zuckermenge von 1913 und ist etwa halb so viel, wie tatsächlich verzehrt wird.

Neben der Menge müssen Herkunft, Qualität und Art der zuckerhaltigen Lebensmittel berücksichtigt werden. Zucker in selten verzehrten Genussmitteln, ist anders zu beurteilen, als in Alltagsprodukten. So enthalten Frühstückscerealien teilweise viel Zucker, werden aber nicht als Süßigkeit gesehen und oft täglich verzehrt. Dagegen fällt eine zuckerreiche Schokotorte, die nur zu Feiertagen aufgetischt wird, weniger ins Gewicht.

Wo ist Zucker enthalten?

Man kann natürlichen und zugesetzten Zucker unterscheiden. Natürlicher Zucker befindet sich in Obst, einigen Gemüsearten, Milch und Milchprodukten. Er ist nicht sehr hoch. Die zuckerreichsten Obstarten sind Weintrauben und Bananen. Bei getrockneten Weintrauben (Rosinen, Sultaninen) oder konzentrierten Lebensmitteln wie Kondensmilch steigt er sehr an. Zugesetzt wird oft weißer oder brauner Zucker zu Gebäck, Süßigkeiten, Fertiggerichten. In einigen Produkten wie Knuspermüsli oder Tomatenketchup ist viel Zucker enthalten.
Viele Hersteller verwenden in einem Produkt verschiedene Zucker, die dann einzeln in der Zutatenliste aufgeführt werden können. So enthält z.B. ein Frühstückshaferprodukt: *Vollkornhafermehl, **Gerstenmalzextrakt, Zucker,** Weizenmehl, Maisstärke, **Traubenzucker***. Die Zuckerarten sind fettgedruckt. Anhand der Nährwertangaben auf der Rückseite des Produktes müssen diese Zuckerarten in dem enthaltenen Zucker zusammengefasst werden.

Zuckergehalt einiger Lebensmittel (g pro 100 g)

Lebensmittel	Zugesetzt	Lebensmittel	Natürlich
Karamellbonbons	84	Rosinen	68
Marzipan	59	Weintrauben	15
Milchschokolade	56	Apfel	11
Schokolade 70% Kakao	33	Zwiebeln	5
Schokomousse	21	Weißkohl	4
Knuspermüsli	20-27	**Milchzucker**	
Müsliriegel	20-35	Kondensmilch	9,2
Krautsalat	14	Muttermilch	7,1
Fruchtjoghurt	13-15	Eiscreme	6,7
Tomatenketschup	13-24	Milch	4,8
Limonade	12-13	Schlagsahne	3,3
Eistee	8-9	Magerquark	3,2

Quelle: Die große GU Nährwert-Kalorien-Tabelle 2016/17 Bonn

Zucker und Qualität

Die Qualität eines Zuckers setzt sich zusammen aus:

- Art der Zuckerpflanze
- dem Anbau
- der Verarbeitung
- Verwendung

Unter Zuckerpflanzen werden besonders zuckerhaltige Pflanzen verstanden, aus denen man Zucker isolieren kann wie Zuckerrohr oder Zuckerahorn. Jede Zuckerpflanze hat spezielle Eigenschaften (s. S. 59). Der Anbau der Zuckerpflanzen erfolgt überwiegend konventionell. Bio Zucker von Zuckerrübe und -rohr gibt es nur in geringen Mengen. Bei der Verarbeitung wird meist weißer Zucker hergestellt. Er ist lange haltbar und universell einsetzbar. Traditionell wird in einigen Ländern Zuckerrohrsaft eingedickt und für Getränke, Süßspeisen oder Gebäck verwertet. Bei der Raffination des Zuckersaftes zum weißen Zucker werden weitgehend die Begleitstoffe entfernt. Ursprünglich vorhandene Mineralstoffe und Vitamine, Säuren, Geruchs- und Aromastoffe verbleiben in der Melasse oder Bagasse (Rohrzucker).

Vitamin- und Mineralstoffgehalt von Süßungsmitteln (pro 100 g)

	weißer Zucker	Rohrohr-zucker	Vollrohr-zucker	Zuckerrü-bensirup	Honig
Zucker g	99,9	97,4	93	62,3	76
Vit. B_1 mg	0	0,006	0,11	-	0,003
Niacin mg	0	0,003	0,48	-	0,13
Minerale mg	40	450	880	-	220
Magnesium mg	0,2	14	44	84-96	6
Eisen mg	0,3	-	13	11-15	1,3
Zink mg	0	-	2	0,6-3,1	-

- keine Angaben

Quelle: Souci, S.W., Fachmann, W., Kraut, H. Die Zusammensetzung der Lebensmittel. Stuttgart 2008 – Herstellerangaben

Vollrohrzucker enthält 880 mg Mineralstoffe, weißer Zucker nur noch 40 mg. Dies ist ein ernährungsphysiologisches Problem, denn der Mensch benötigt diese Begleitstoffe wie z.B. Vitamin B_1 oder das Spurenelement Zink, um den Zucker in richtiger Weise zu verwerten. Diese fehlenden Inhaltsstoffe müssen beim Verzehr von weißem Zucker mit anderen Lebensmitteln aufgenommen werden. Bei einseitiger Ernährung kann dies zu Mangel führen. Daher wurde weißer, isolierter Zucker von dem Arzt M.O. Bruker als „Vitaminräuber" bezeichnet. Die braunen Zucker und Süßungsmittel enthalten teilweise diese Begleitstoffe und sind positiver zu beurteilen. Rohrohrzucker ist allerdings dem weißen Zucker schon sehr nahe. Zuckerrübensirup ist dagegen reich an Mineralstoffen, so dass er früher als Kräftigungsmittel verabreicht wurde.

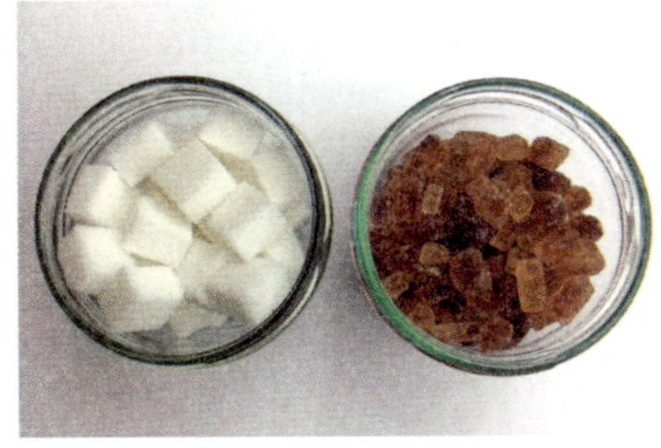

In der Vollwerternährung wird zur Verwendung wenig verarbeiteter Süßungsmittel anstelle von Zucker geraten. Auch Zuckeraustauschstoffe wie Xylit oder Erythrit sind isolierte Substanzen ohne Begleitstoffe.

Begriffsklärung – Zucker, Sirup und Süßungsmittel

Freie Zucker	Mono-, Disaccharide, Konzentrierte Süßungsmittel, zuckergesüßte Getränke, Fruchtsäfte
Fruktose-Glukose-Sirup	Enzymatisch aus Polysacchariden gewonnener Dicksaft
Fruktosesirup	enzymatisch aus Inulin oder Stärke gewonnene Fruktose, halbflüssig
Glukosesirup	aus Getreidestärke enzymatisch gewonnenes Süßungsmittel auf Malzzuckerbasis (auch Glukose-Fruktose-Sirup genannt)
Invertzucker	Glukose und Fruktose gemischt (nicht verbunden) vorliegend
natürlicher Zucker	In der Pflanze gebildeter Zucker, kein Zusatz
Süßstoff	sehr süß schmeckende Substanzen ohne Energie
Süßungsmittel	Begriff für Zuckeraustauschstoffe und Süßstoffe
Süßungsmittel, alternativ	Begriff aus der Vollwerternährung für Dicksäfte aus Zuckerpflanzen oder kristalline Zucker mit natürlichen Begleitstoffen
Süßungsmittel, konzentriert	Halbflüssige Sirupe, Dicksäfte, Honig
Zucker	Süß schmeckende Mono- oder Disaccharide
Zuckeralkohole	Zuckeraustauschstoffe wie Xylit, Sorbit oder Maltit
Zuckeraustauschstoff	Zuckeralkohole wie Erythrit, Sorbit, Mannit, Isomalt, Xylit
Zuckerersatz- oder Süßstoff	synthetische oder pflanzliche Substanzen, die keine Kohlenhydrate und mindestens 10x süßer als Zucker sind
zugesetzte Zucker	Produkten zugefügte Zucker zum Süßen (Gegensatz zu natürlichem Zucker)

Die Verdauung von Zucker

Die Verdauung ist notwendig, um sich die zur Außenwelt gehörenden Lebensmittel „einzuverleiben", zur Innenwelt zu machen. Die fremden Strukturen und Bildekräfte der Lebensmittel müssen zerstört werden. Zuerst erfolgt eine Wahrnehmung des Lebensmittels durch die Sinne. Beim Zucker ist es vor allem der Geschmackssinn. Dies geschieht erst, wenn er sich mit dem Speichel verbindet, also flüssig vorliegt. Da der Mensch zu 60-70 % aus Flüssigkeit besteht, gelangt der gelöste Zucker in den ganzen Menschen.

> *„Wenn man den Zucker schleckt, so treibt man Wasser von innen in die Zungengrübchen (Geschmackswärzchen), und in dieses Wasser fällt der aufgelöste Zucker herein, und der flüssige Mensch durchzieht sich mit dem Zucker.... (GA 348, S. 129).*

Mit der Auflösung des Zuckers verliert er seine feste Kristallform und damit einen Teil seiner irdischen „Schwere". Er unterliegt nun den Auftriebskräften, die im Flüssigen wirksam sind.

> *„Wenn Sie ein Stück Zucker nehmen und es in der Hand halten, dann fühlen Sie sein Gewicht irdisch; Sie fühlen seinen Druck, ob es hart oder weich ist; Sie schauen es an: es ist weiß; Sie heben es bis zum Munde. Das ist alles noch irdisch. In dem Augenblicke, wo Sie es auf der Zunge auflösen und in das Gebiet des Schmeckens aufnehmen, in dem Augenblicke steht es unter Prozessen, die nicht mehr bloß irdisch sind, sondern die von Außerirdischem abhängig sind." (GA 201, S. 79)*

Dieser Punkt gilt nicht nur für den Zucker, sondern für alle Lebensmittel. Die Verflüssigung ist der erste Schritt, sich die Nahrung einzuverleiben, damit sie am Ende menschliche Substanz werden kann. Wenn eine Substanz in einer Flüssigkeit ist, gelten die Flüssigkeitsgesetze. Das Gewicht, eine Eigenschaft der irdischen Schwerkraft, verliert durch den Auftrieb an Bedeutung, die Substanz wird leichter. Steiner bezeichnet dies als „außerirdisch", weniger den irdischen Gesetzen ausgesetzt. Die Verdauung führt die Substanzen, hier den Zucker, immer weiter weg vom Irdischen hin zur den beweglichen Aggregatzuständen des Flüssigen und Gasförmigen.

> *„Der menschliche Ätherleib[7] kann nichts machen mit demjenigen, was fest ist, sondern nur mit dem, was flüssig ist. So dass also der Mensch alle*

7 Ätherleib = Lebensleib, das Lebendige, ein Wesensglied des Menschen, s. S. 32

Nahrung, die er zu sich nimmt, im flüssigen Zustand nehmen muss. Nun werden Sie sagen: Wenn der Mensch Salz nimmt, Zucker oder so etwas, ist es ja fest. – Aber es wird gleich aufgelöst! Dazu haben wir ja gerade den Mundsaft." (GA 352, S. 49)

Ein Großteil des nun flüssigen Zuckers wird heruntergeschluckt, passiert den Magen ohne weitere Veränderung und gelangt in den Darm. Dort wird der Zucker (Saccharose) durch Disaccharidasen, Enzymen aus der Dünndarmschleimhaut, in seine zwei Einfachzucker Glukose und Fruktose aufgespalten. Außer der Verflüssigung und der enzymatischen Spaltung braucht Zucker nicht weiter verdaut zu werden. Zucker stellt somit kaum Anforderungen an die Verdauung im Gegensatz zu Stärke, dem höhermolekularen Kohlenhydrat.

Im Verdauungstrakt bis zum Darm hat der Mensch also wenig mit Zucker zu tun, er gewinnt allerdings auch keine Kräfte an seinem Abbau. Der süße Geschmack des Zuckers, der mit dem Geschmackssinn im Mund wahrgenommen wurde, bleibt auch im unteren Verdauungssystem erhalten. Die Leber, das zentrale Stoffwechsel- und Wahrnehmungsorgan im Inneren, erfährt von den Rezeptoren des Darms von der Süße. Dies führt dazu, dass sich die Ich-Organisation, das im Stoffwechsel wirksame Selbst des Menschen, damit verbinden kann. Diese Ich-Organisation wird durch die Anwesenheit des Zuckers tätig. Ihre Aufgabe ist die Regulierung und Harmonisierung der Stoffwechselprozesse. Zucker stellt also eine stoffliche Grundlage für die Tätigkeit der Ich-Organisation dar.

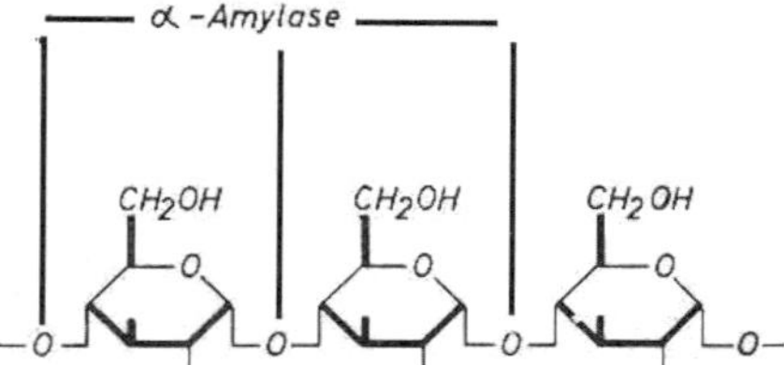

Amylasen spalten Zuckermoleküle von der Stärke ab.

„Man kann im Bereich des Materiellen die Ich-Organisation an der Anwesenheit des Zuckers verfolgen. Wo Zucker ist, da ist Ich-Organisation." (GA 27, S. 51)

Bildung des Zuckers aus Stärke in der Verdauung

Nun kann der Mensch sich auch aus den höhermolekularen Kohlenhydraten (Polysacchariden) die Stärke herauslösen und daraus selbst

Zucker abbauen. Stärke besteht aus einer Vielzahl verbundener Glukosemoleküle (s. S. 9). Bereits im Mund bewirkt das Ptyalin, ein Enzym im Speichel, dass sich Zuckerteile aus der Stärke lösen. Man erkennt dies, wenn man Brot lange kaut: Es beginnt süß zu werden. Dieser Prozess setzt sich im weiteren Verdauungssystem fort, besonders im Dünndarm.

„Kohlenhydrate sind ja namentlich in der Kartoffel zum Beispiel, in den Linsen und Bohnen und selbstverständlich in allen Getreidearten... In der Kartoffel ist zum großen Teil Stärke drinnen. Dieser Stärkekleister wird in uns zu Dextrin und dann in Zucker umgewandelt. So dass Sie, wenn Sie Kartoffeln essen, sich eigentlich von Zucker nähren, denn der Kartoffelkleister, der Stärkekleister, wird im menschlichen Körper in Zucker umgewandelt". (GA 352, S. 54) „Die Kartoffeln sind... im Gedärm ungemein süß, weil sie da in Zucker umgewandelt werden." (ebda. S. 164)

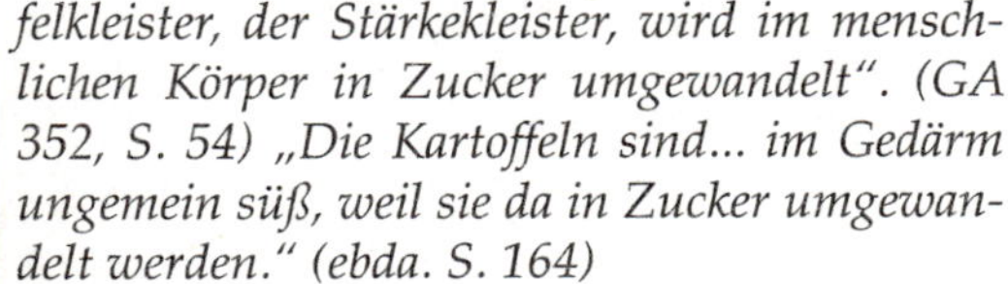

Der *erste* Unterschied zwischen der Verdauung von Stärke und Zucker liegt in der ***Anforderung an die menschliche Verdauungstätigkeit,*** die bei kohlenhydrathaltigen Lebensmitteln wie Getreide, Kartoffeln und auch Stärke mehr leisten muss. Sie wird dadurch aber auch gekräftigt.

„Wenn ich innerlich eine Kraft in mir ausbilde, dass ich Kohlenhydrate in Stärke und Stärke in Zucker verwandle, da werde ich stark. Gerade, indem ich das ausführe, dass ich mich selber mit Zucker durchsetze, dadurch dass ich Kartoffeln esse, werde ich stark. Wenn ich äußerlich Kraft anwende, werde ich schwach; wenn ich innerlich Kraft anwende, werde ich stark. Es kommt also nicht darauf an, dass man sich mit Nahrungsmitteln nur ausfüllt, sondern dass die Nahrungsmittel im Körper Kräfte entwickeln." (GA 354, S. 101)

Ein *zweiter* Unterschied zwischen der Verdauung von Zucker und Polysacchariden liegt in der ***Geschwindigkeit,*** mit der die Zuckerteile bis zum Ort der Resorption im Dünndarm und weiter ins Blut gelangen. Bei der Zuckermahlzeit geschieht dies sehr rasch, da keine Arbeit am Zucker nötig ist. So kommt auf einmal ein Schwall an Zucker im Dünndarm an. Bei der Stärke dauert es länger, der entstehende Zucker trifft langsamer ein. Bei einem kohlenhydrathaltigen Lebensmittel mit Ballaststoffen, Zellen und Geweben dauert dies am längsten, denn die Enzyme des Darms gelangen langsam an die Kohlenhydrate zum Abbau.

Positiv ist die rasche Verfügbarkeit von Zucker (Glukose) im Blut zur Energiegewinnung z.B. bei Belastung im Sport. Ansonsten ist es negativ, dass die Glukose zu schnell ins Blut gelangt. Dies hat Folgen, die im Zusammenhang mit der Zuckerkrankheit, dem Diabetes dargestellt werden (s. S. 30f.).

Aber es gibt noch einen *dritten* Unterschied: Beim Abbau der langkettigen Kohlenhydrate lernen die menschlichen Verdauungskräfte ***das Bildeprinzip, die Struktur***, kennen. Diese Information ist wichtig für den Aufbau menschlicher Substanz. Beim Zucker entfällt dieses Lernen fast gänzlich, da nur eine Spaltung in die Einfachzucker erfolgt.

> *„Denken Sie nur einmal, wie stark gerade die Leute auf dem Lande werden dadurch, dass sie einfach viel von ihrem Brot essen, in dem die Feldfrüchte drinnen sind! Sie müssen nur an sich schon gesunde Körper haben; gerade wenn man gröberes Brot verträgt, ist es eigentlich die allergesündeste Nahrung. Sie müssen gesunde Körper haben; aber dann wird gerade der Körper durch die Stärke- und Zuckerbereitung ganz besonders stark." (GA 354, S. 101f)*

Die eigene Zuckerbildung aus komplexen Kohlenhydraten ist nur mit kräftigem Verdauungssystem möglich. Um Kohlenhydrate direkt aus Getreide oder Kartoffeln herauszulösen und zu Zucker abzubauen, wird Wärme, Energie benötigt, die der Körper aufbringen muss. Man kann diesen Energieaufwand vermindern, in dem man durch Kochen der Lebensmittel dem Körper die Arbeit erleichtert, was bei Getreide oder Kartoffeln üblich ist.

Trotzdem ist es vielen Menschen mit ihrer heutigen Lebensweise nicht möglich, sich ihren benötigten Zucker gänzlich selber aus höheren Kohlenhydraten wie Vollkorn und Hülsenfrüchten zu bilden. Blähungen, Unwohlsein, Reizdarm u.a. verdeutlichen, dass der Darm mit zu viel komplexen Kohlenhydraten überfordert ist. Dann muss ein Teil der Nahrung aus leichter verfügbaren Kohlenhydraten bestehen.

Zucker im Menschen

Der menschliche Körper besteht zu 60 % aus Wasser, 40 % sind feste Substanzen. Diese lassen sich unterteilen in 17 % Eiweiß (Gewebe, Organe, Muskeln, Haut), durchschnittlich 17 % Fett und 5 % Minerale in Knochen, Zähnen, Blut und Zellen. Kohlenhydrate machen nur knapp 1 % aus. Zucker ist somit zwar unentbehrlich, aber kaum für den Aufbau des Körpers nötig. Er wird nur als Substanz in stetem Abbau und Umwandlung genutzt, um sich zu bewegen und seelisch-geistig aktiv im Denken zu sein. Dieser Zucker im Körper ist immer Glukose, der Traubenzucker. Er wird im Folgenden oft einfach als Zucker bezeichnet. Nur ca. 500-700 g Kohlenhydrate enthält der Körper eines 70 kg schweren Mannes. Davon befinden sich 10-15 g als Zucker (Glukose) im Blut (60-100 mg Glukose pro 100 ml). Ferner gibt es an Proteine gebundene Zucker, so genannte Glykoproteine. Sie befinden sich z.B. auf der Oberfläche der roten Blutkörperchen und bewirken die Blutgruppen (Antigene), die für das Immunsystem wichtig sind. Solche Glykoproteine gibt es auch in anderen Körperflüssigkeiten wie dem Speichel. Sie machen nur eine kleine Menge aus.

Befindet sich zu viel Glukose im Blut, die aufgrund einer Hormonstörung nicht in die Zellen geschickt werden kann, so wird ein geringer Teil an das Hämoglobin gebunden als so genannte glykosylierte Hämoglobine wie HbA1a. Da diese Substanz länger stabil ist, kann man an seiner Anwesenheit die Blutzuckersituation der letzten Wochen ablesen. Man bezeichnet sie daher als Blutzuckergedächtnis. Sie wird bei Diabetikern bestimmt, um die Einstellung mit Medikamenten und das Essverhalten zu optimieren.

Da Glukose aufgrund ihrer osmotischen (wasseranziehenden) Eigenschaften weder im Blut noch in den Zellen gespeichert werden kann, wird sie zu einem langkettigen Kohlenhydrat, dem Glykogen aufgebaut. Glykogenspeicher gibt es in der Leber mit 80-150 g und in den Muskeln bis zu 250 g. Sie reichen etwa für einen Tag – je nach Bewegungsaktivität. Sinkt der Körperbestand unter 200 g Kohlenhydrate, beginnt der Stoffwechsel Zucker aus anderen Nahrungsstoffen herzustellen. Dies tritt besonders bei intensiver sportlicher Tätigkeit oder Hungerzuständen auf. Das Gehirn, das den größten Zuckerbedarf hat, kann keinen Zucker oder Glykogen speichern. Es ist also auf stete und bevorzugte Versorgung durch das Blut angewiesen. Bei Mangel tritt Unterzuckerung auf, die Konzentration lässt nach und man wird müde. Dies kann im Extremen bis hin zur Bewusstlosigkeit führen.

Der Zuckerbedarf der übrigen Gewebe ist unterschiedlich. Nach dem Gehirn, das 54 % der gesamten täglichen Zuckermenge erhält, sind die Organe Darm (Verdauung, Nahrungsabbau) und Leber (intensive Stoffwechseltätigkeit) gut mit Zucker versorgt. Es folgt das Muskelsystem, das gewichtsmäßig mit 30 kg viel größer ist als das Gehirn mit 1,4 kg und trotzdem nur an dritter Stelle der Versorgung mit Zucker liegt. Danach kommt die Versorgung von Herz und Nieren. Am wenigsten braucht das stoffwechselträge Fettgewebe. Während das Gehirn fast nur Zucker für seinen Stoffwechsel verwenden kann (im Notfall auch Ketonkörper aus Fettsäuren), holt sich die Leber ihre Energie auch aus anderen Nahrungssubstanzen. Ihr gesamter Energieverbrauch ist daher nur wenig geringer als der des Gehirns. Da sie jedoch andere Energieträger verwenden kann, ist sie unabhängiger vom Traubenzucker. Zudem sitzt sie direkt an der Nahrungsquelle durch die Pfortader, die ihr die Substanzen aus dem Darm zuführt. Rote Blutkörperchen und Nierenmark (dort werden die Stresshormone Adrenalin und Noradrenalin gebildet) sind ausschließlich auf Glukose angewiesen.

Durchschnittlicher Glukosebedarf der Gewebe pro Tag

Organ	Zuckermenge in g	Organgewicht in kg
Gehirn	140	1,4
Darm, Leber	65	1,6 (nur Leber)
Muskeln	26	30,0
Herz	13	0,32
Niere	13	0,29
Fettgewebe	unter 3	16,0

Quelle: Elmadfa/Leitzmann: Die Ernährung des Menschen, S. 153 - Suter: Checkliste Ernährung. 2. Aufl. 2005, S. 11

Zucker im Blut

Die Resorption des Nahrungszuckers erfolgt aus dem oberen Dünndarm, dem Jejunum (Leerdarm) direkt in die Pfortader und weiter in die Leber. Der Zucker befindet sich in der Blutflüssigkeit, dem Plasma. Wegen seiner Wasser anziehenden Wirkung (osmotischer Druck) darf nicht zu viel Zucker im Blut sein, die Zellen und Wände der Adern könnten beschädigt werden. Daher wird die Blutzuckermenge streng reguliert. Dies erfolgt durch Hormone der Bauchspeicheldrüse, die durch die Ich-Organisation gesteuert werden.

„Der Pankreas ist da, um den Zucker in Substanzen umzuwandeln, die für die Ernährung des Körpers erforderlich sind." (GA 266a, S. 365)

Das Hormon *Insulin* hat die Aufgabe, den Blutzucker zu senken, indem es ihn in die Zellen befördert (s. Zeichnung). Dort wird er entweder zu Energie abgebaut oder zu Glykogen bzw. Fett aufgebaut. Die Inselzellen (B-Zellen) der Bauchspeicheldrüse produzieren das Insulin. Die Ausschüttung von Insulin beginnt schon, wenn die Nahrung im Verdauungssystem ist, also bevor sie den Blutzuckerspiegel zu stark erhöhen kann. Dies setzt eine Wahrnehmung des Zuckeranteils der Nahrung beim Verdauen voraus. In den Blutgefäßen der Leber ist die Insulinmenge 3-5 x höher als im übrigen Blut, weil hier die hauptsächliche Verarbeitung des Zuckers in den Zellen erfolgen soll. Zucker ist also der Auslöser für die Aktivität der Bauchspeicheldrüse.

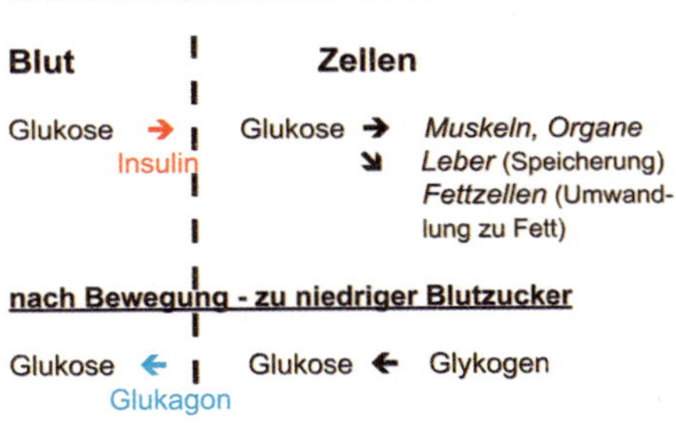

Hormone der Inselzellen der Bauchspeicheldrüse und ihre Wirkung

B-Zellen	Insulin	Glukosetransport aus dem Blut in die Gewebe (Zellen), Aufbau von Glukose in Glykogen
A-Zellen	Glukagon	Glukosetransport von Gewebe in Blut, Zuckerneubildung, Abbau von Glykogen in Glukose
D-Zellen	Somatostatin	Hemmung von Insulin und Glukagon

Das Hormon *Glukagon* stammt ebenfalls aus der Bauchspeicheldrüse, aus den A-Zellen und ist der Gegenspieler des Insulins. Seine Aufgabe ist die Erhöhung des Blutzuckerspiegels zum Beispiel bei Hunger, Energiebedarf etc. Es fördert den Abbau von Glykogen und anderen Substanzen wie Laktat zu Glukose und behindert den Übertritt von Blutzucker in die Zellen. Es gibt noch ein drittes Hormon der Inselzellen (D-Zellen), welches Insulin und Glukagon hemmen kann, das *Somatostatin*. Das wichtigste Hormon ist Insulin, für das 60 % der Inselzellen tätig sind, für Glukagon nur 25 % und Somatostatin 15 %.

Weitere Hormone, die den Blutzucker allerdings in geringerer Weise beeinflussen, sind Cortison (Hormon der Nebennierenrinde), Adrenalin, Noradrenalin (Hormone des Nebennierenmarks), Thyroxin (Hormon der Schilddrüse), Wachstumshormon (Hormon der Hypophyse). Der Blutzucker kann ferner durch Bewegung gesenkt werden, was durch vermehrten Energiebedarf der Muskeln zu erklären ist.

Blutzucker und Nahrung

Die Blutzuckerregulierung erfolgt im dynamischen Gleichgewicht, das immer wieder errungen werden muss. Die Nahrungszufuhr bringt Zucker. Die Gewebe verbrauchen ihn, ebenso so wie Bewegung und Sport, so dass ständige Zufuhr und Abbau stattfindet. Das Blut hält aber einen konstanten Bereich an Blutzucker aufrecht.

Durch den Verzehr zucker- und stärkereicher Nahrung gelangt schnell viel Zucker in das Blut. Diese Blutzuckererhöhung wird mit einer Insulinausschüttung beantwortet, die den Blutzucker absenkt, er geht in die Zellen. Je höher der Blutzuckeranstieg ist, umso größer die benötigte Insulinmenge. Je öfter gegessen wird – besonders süße Zwischendurch-Naschereien – umso mehr muss das Insulin regulieren. Dies kann nach Jahren zu einer Erschöpfung der Insulinproduktion oder -regulierung führen. Die Folge ist eine Diabetes-Erkrankung. Sie wird zusätzlich noch gefördert, wenn insgesamt zu viel gegessen wird (was Übergewicht begünstigt) und das Blut auch mit anderen Nährstoffen wie Fetten überladen ist. Dies belastet den Organismus.

Um den Zusammenhang zwischen Nahrungszufuhr und Blutzuckeranstieg besser vorherzusehen, wurde der **Glykämische Index** eingeführt. Der Blutzucker wird durch verschiedene Nahrungsmittel bei

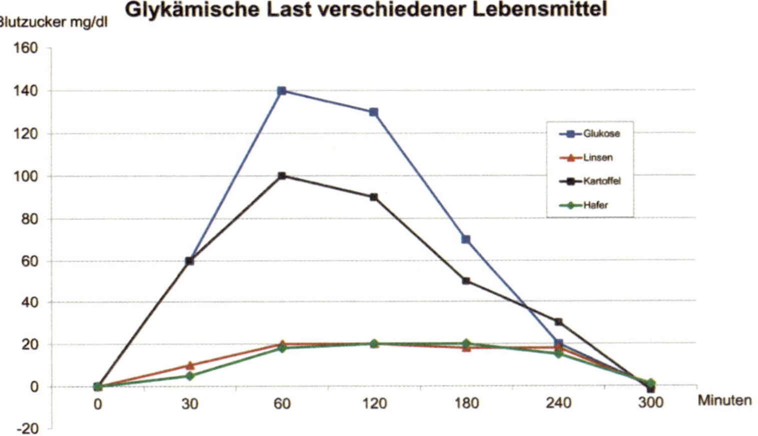

gleichem Kohlenhydratgehalt unterschiedlich erhöht. Deshalb vergleicht man die Wirkung unterschiedlicher Nahrungsmittel mit einem Standardlebensmittel (Zucker oder Weißmehl). Der Glykämische Index hängt von vielen Faktoren ab, so dass die Werte eher richtunggebend zu sehen sind. So beeinflussen Nahrungsbestandteile wie Fett oder Ballaststoffe den Glykämischen Index. Eine Weiterentwicklung stellt die **Glykämische Last** dar, die den tatsächlichen Kohlenhydratanteil des Lebensmittels mit berücksichtigt. Die Grafik von der Glykämischen Last verschiedener Lebensmittel zeigt, dass die Zufuhr von Glukose die stärkste Erhöhung bringt, während Kartoffeln geringere Werte ergeben. Am niedrigsten sind ballaststoffreiche Nahrungsmittel wie Hül-

- Je höher der *Glykämische Index,* umso ausgeprägter ist der Anstieg des Blutzuckerspiegels, umso höher die Insulin-Ausschüttung und geringer die Sättigung.
- Je geringer der *Glykämische Index,* umso verzögerter und geringer steigt der Blutzuckerspiegel, umso mäßiger ist die Insulinausschüttung und höher die Sättigung.
- Die Empfehlung lautet, mehr Lebensmittel mit niedrigem Glykämischen Index zu verzehren wie Vollkornbrot, Getreidespeisen aus Vollkorn, Hülsenfrüchte, ballastoffreiches Gemüse.

senfrüchte oder Vollkorngetreide (Hafer). Diese Erkenntnisse können auch zur Prävention vor Diabetes benutzt werden. Die langsame Resorption von Zucker in das Blut ist wesentlich gesünder. Daher sind die Auswahl der Kohlenhydrate und die Art der Zubereitung (mit Fett, Eiweiß, Ballaststoffen) zu beachten.

Zucker und Ich-Organisation

Der Mensch ist ein physisch-lebendiges und seelisch-geistiges Wesen. Er besteht aus den folgenden ineinander wirkenden Wesensgliedern:

- Physischer Körper
- Lebens- oder Ätherleib
- Astral- oder Seelenleib
- Ich (Ich-Organisation)

Der physische Körper ist aus Stoffen aufgebaut. Äther- und Astralleib sowie Ich sind geistiger Art. Diese Kraftsysteme gestalten den Stoffwechsel und die Bewegung. Die Namen stammen aus früheren Zeiten. (Äther= eine nicht sichtbare Kraft, Energie; Astral = von den Sternen stammend). Die Ich-Organisation des Menschen ist das im Körper tätige Ich, die Individualität, welches z.B. die Blutzuckerregulation steuert. Sie sorgt dafür, dass das Individuelle des Menschen bis in den physischen Körper umgesetzt wird. Ernährung bedeutet, dass nicht nur der Körper mit Nahrungsstoffen versorgt wird, sondern auch die anderen Wesensglieder mit entsprechenden Kräften. Ebenso müssen sie auf die Nahrungsstoffe reagieren, denn diese sollen individualisiert werden.

Jedes geistige Kraftsystem braucht eine stoffliche Grundlage. Für die Ich-Organisation ist es u.a. der Zucker, die Glukose.

> *„Man kann im Bereich des Materiellen (des Körpers) die Ich-Organisation an der Anwesenheit des Zuckers verfolgen. Wo Zucker ist, da ist Ich-Organisation.“ (GA 27, S. 51)*

Die Ich-Organisation ist somit im Gehirn, den Muskeln, der Leber und dem Blut besonders wirksam. Auch im Verdauungssystem, wo sich Zucker aus der Nahrung befindet, ist sie tätig zusammen mit den anderen Wesensgliedern. Neben dem Zucker nutzt sie das Eisen des Blutes, das Lichtelement Phosphor (GA 27, S. 47, 102) und die Wärme als stoffliche Einwirkmöglichkeit. Der Ätherleib stützt sich dagegen auf das Flüssige und der Astralleib auf das Luftförmige, die Gase (GA 352, S. 56). Diese

Bedeutung des Zuckers für die Ich-Organisation erklärt teilweise, warum das Verlangen nach Süßem bei zunehmender Individualisierung so zugenommen hat (s. S. 43).

Die Umwandlung des Mineralischen ins Wärmeätherische

Zucker wird mit der Nahrung als Kristall oder gelöst in einem Lebensmittel aufgenommen. Auf dem Verdauungsweg bis zum Dünndarm wird er durch die Säfte verdünnt und enzymatisch gespalten. Verdünnung bedeutet, dass das Gewicht, die Eigenschaft der Materie, immer weniger wichtig ist (s. S. 23). Der Umgang des Körpers mit Mineralen unterscheidet sich von pflanzlichen und tierischen Lebensmitteln. Zwar muss Mineralisches kaum abgebaut werden, da es bereits in einfacher Verbindung vorliegt. Allerdings darf der Mensch nichts in sich aufnehmen, was er nicht vollkommen durchgestaltet und sich zu eigen gemacht hat. Dies betrifft beim Mineralischen die feste Struktur.

> *„Alles Mineralische muss im Menschen umgesetzt werden bis zum Wärmeäther hin. Das heißt: Alles was in den menschlichen Organismus eindringt an Mineralischem, muss so weit metamorphosiert, umgewandelt werden, dass es wenigstens durch eine gewisse Zeit hindurch reine Wärme ist, und zwar eins mit der Wärme, die der Mensch als seine eigene Wärme über die Wärme seiner Umgebung hinaus entwickelt. Ob wir ein Salz, ob wir irgendetwas anderes aufnehmen, es muss die wärmeätherische Form irgendwie annehmen, und zwar annehmen, bevor es verwendet wird im menschlichen Organismus selber zu seinem Aufbau, zu seiner Gestaltung." (GA 230, S. 180)*

Der Wärmeäther ist einer der vier Ätherkräfte (Lebenskräfte, Energien), also geistiger Natur. Wenn man die Materie schrittweise vom Festen über das Flüssige und Gasförmige „verdünnt", kommt man zum Wärmeartigen. Dann ist man an der Grenze der Materie zur Kraft, Energie. Ganz nah an dem Wärmeartigen liegt der Wärmeäther, der die unterste Stufe der geistigen Kräfte darstellt. Am ehesten kann man dies mit dem Plasma, der ionisierten Materie oder kosmischen Substanz vergleichen.[8] Die höheren Äther sind Licht-, Klang- und Lebensäther.

Der Mensch hat einen Ätherleib wie Pflanzen und Tiere, der ebenfalls in die vier Ätherarten gegliedert ist. Über den Wärmeäther wirkt die

8 Kühne, Petra: Aktualität und Umsetzung der anthroposophischen Ernährung V, Umwandlung der Nahrung bis ins Geistige. „Ernährungsrundbrief 4-18", S. 8-12

Ich-Organisation auf Mineralisches, um es kurzfristig aufzulösen. So einfach der Abbau des Zuckers in der Verdauung war, umso anspruchsvoller ist es für den Stoffwechsel des menschlichen Körpers, das Mineral dem Menschen zugänglich zu machen.

<table>
<tr><th rowspan="8">Zunahme der Verdünnung</th><th colspan="2">Zustand</th><th rowspan="8">Zunahme der Verdichtung</th></tr>
<tr><td>fest</td><td rowspan="3">materiell</td></tr>
<tr><td>flüssig</td></tr>
<tr><td>gasförmig</td></tr>
<tr><td>wärmeartig
wärmeätherisch</td><td rowspan="4">kräftemäßig</td></tr>
<tr><td>lichtätherisch</td></tr>
<tr><td>klangätherisch</td></tr>
<tr><td>lebensätherisch</td></tr>
</table>

Der kurze Augenblick der geistigen Form des Minerals hat nun eine große Wirkung.

> *„Aber damit ist ja noch etwas ganz anderes verbunden, dass zum Beispiel etwas, was feste Form hat, was sich ja schon im Munde in Wässriges verwandelt, dann weiter verwandelt wird bis zum Wärmeäther hin, dass das allmählich im Menschen, indem es zunächst in die wässrige Form übergeht, an Schwere verliert, dass es erdenferner wird; und bis es hinaufkommt in die wärmeätherische Form, ist es völlig bereit, das Geistige, das von oben kommt, das aus den Weltenweiten kommt, in sich aufzunehmen." (GA 230, S. 181)*

Damit erhält der Zucker als Mineral die kurzzeitige Form einer „kosmischen Substanz", die bis zum Ich des Menschen, der Ich-Organisation wirkt. Gleiches erreicht Gleiches: der Mensch als irdisches (physisches) und geistiges Wesen kann sich nicht nur mit physischer Materie (hier dem Zucker) ausfüllen. Es muss eine Brücke zum Geistigen gefunden werden. Dies erfolgt durch die Verdünnung bis zum geistigen, erdfernen Zustand des Wärmeäthers.

> *„Aber was Salz und Zucker in seinem Organismus für besondere Metamorphosen durchmachen, wie er in Verbindung steht mit dem Kosmos im Auflösen des Zuckers ...innerhalb seines Organismus, wie gewisse Kräfte*

aus dem Kosmos hereinwirken in den Organismus, wenn die Süßigkeit des Zuckers durch unseren Leib rollt ... das merkt ja der Mensch nur an diesem geringfügigen Reflex ... des Süßen für seinen Geschmack. Das sind Prozesse tiefgehender Art, die sich da abspielen. Die ganze Welt sozusagen hat für gewisse Kräfte ihre Tore geöffnet, wenn der Mensch Zucker auf der Zunge löst und in den Organismus überführt." (GA 170a, S. 107)

Die Umwandlung des Mineralischen in Wärmeätherisches kann der Mensch nur in gewissem Maße, der mineralische Anteil der Nahrung beschränkte sich Jahrhunderte auf Salz. Erst in der Neuzeit kam der Zucker hinzu und heute weitere mineralische Nahrungsergänzungsmittel wie Calcium, Magnesium oder Vitamine. Nicht immer kann die Ich-Organisation die Umwandlung leisten. Pflanzen oder Tiere nehmen dem Menschen vielfach die Arbeit ab. Wenn wir z.B. eine Orange essen, so erhalten wir die Vitamine und den Zucker nicht in mineralischer Form, sondern von der Pflanze bereits auf die Lebensstufe gehoben. Bei tierischer Nahrung wäre es eine Stufe näher der menschlichen Wesenheit, die der Empfindsamkeit. Der Zucker aus der Orange erfordert also nicht, dass er bis zum Wärmeätherischen gebracht wird, denn die Pflanze hat durch ihre Lebenstätigkeit schon vorgearbeitet. Insofern stellt das Mineral, der isolierte Kristallzucker dem Stoffwechsel die größten Anforderungen. Was passiert, wenn der Körper überfordert ist? Eine Grenze stellt die Darmwand dar, die zu viele Minerale gar nicht aufnimmt. Beim Zucker ist es anders. Er gelangt in das Blut.

„Kann er (der Mensch) das (die Umwandlung zum Wärmeätherischen) nicht, dann lagert sich dieser äußere, mineralische Stoff in ihm ab, wird schwerer Erdenstoff, bevor er in Wärme übergegangen ist, und durchsetzt als dem menschlichen Organismus fremd gebliebener unorganischer Stoff die menschlichen Gewebe... Jede solche Ablagerung im Menschen, die dann unverarbeitet bleibt ..... bedeutet, dass der Mensch in sich nicht für die in ihm vorhandenen Stoffe den Anschluss an das Geistige im Kosmos finden kann. Ein solches kann zum Beispiel eintreten, wenn der Mensch nicht imstande ist, dasjenige, was mineralisiert ... als Zucker in ihm auftritt, bis zur Flüchtigkeit des Wärmeätherischen zu bringen. Dann setzt es sich vor jenem Zustande ab im Organismus... und es entsteht die so schlimme Zuckerruhr, Diabetes mellitus." (GA 230, S. 182)

Ungenügend ergriffene mineralische Substanzen begünstigen stoffliche Ablagerungen im Körper und gefährden die Gesundheit. Beim

Zucker können „Ablagerungen“ (zu viel Blutzucker) entstehen. Steiner bezeichnet Diabetes daher als Schwäche bzw. Überforderung der Ich-Organisation (s. S. 52f.). Ein kleines Kind, das erst beginnt seinen Körper individuell zu prägen, hat noch zu wenige Kräfte der Ich-Organisation:

„Das Kind könnte überhaupt noch nicht Lebloses in Wärmeätherisches umwandeln, es hat noch nicht Kraft genug in seinem Organismus. Es muss die noch der menschlichen Organisation nahe stehende Milch aufnehmen, um diese nun bis zum Wärmeätherischen zu bringen und seine Kräfte dazu verwenden zu können, das wirklich ausgebreitete Plastizieren, das notwendig ist während des kindlichen Alters in Bezug auf die Körpergestaltung, ausführen zu können.“ (GA 230, S. 182)

Die Aufnahme von großen Mengen isolierter Zucker, die Lebensmitteln zugesetzt werden, verlangt vom Stoffwechsel intensive Verarbeitungskräfte, die kurzzeitige Auflösung ins Wärmehafte. Schafft der Organismus dies nicht, so können verschiedenste gesundheitliche Probleme auftreten. Dabei ist es ein Unterschied, ob es sich um zugesetzten Zucker zu einem Lebensmittel oder im Lebensmittel gebildeten natürlichen Zucker handelt. Der natürliche Zucker ist bereits von der Pflanze oder dem Tier in deren Organismus integriert worden, er wirkt daher nicht mineralisch, sondern pflanzlich (z.B. in Früchten) oder tierisch (z.B. natürlicher Milchzucker in einem Milchprodukt).

Zucker im Stoffwechsel – die Energiegewinnung

Nachdem der Zucker (Glukose) aus dem Blut in die Gewebe und vor allem in Leber und Muskeln transportiert ist, wird er weiter umgewandelt. Nicht sofort benötigter Zucker wird zu dem Speicherstoff Glykogen aufgebaut (s. S. 9). Die Glykogenbildung geschieht vorzugsweise nachts durch die Leber. Am Tage, wenn mehr Energie gebraucht wird, baut der Körper sie wieder ab. Hierbei wirkt die Ich-Organisation im Wesentlichen über das Hormon Glukagon (s. S. 29). Außer der Glykogenbildung können die Zellen zu viel Zucker auch in Fettsäuren umwandeln, die dann längerfristig in den Fettzellen abgespeichert werden.

Hauptsächlich wird Zucker zur Energiegewinnung verwendet. Hierbei vollzieht der Organismus die Vorgänge der Photosynthese umgekehrt in drei Schritten: **Glykolyse – Citratzyklus – Atmungskette**. Der Zucker wird in die beiden Substanzen Kohlendioxid und Wasser zerlegt. Diese Vorgänge spielen sich im Cytoplasma der Zellen vor allem in der Leber ab. Die Glukose wird zuerst mit Phosphor aktiviert – eine Substanz, über welche die Ich-Organisation einwirkt. In einer komplizierten Abfolge von Reaktionsschritten erfolgt der Abbau bis zum Pyruvat (Brenztraubensäure). Diesen Stoffwechselprozess nennt man **Glykolyse** („Glukoseauflösung"), er wurde 1929 von Gustav Embden und Otto Meyerhof entdeckt. Ein zweiter Zyklus führt den Abbauweg fort. Dies ist der **Citratzyklus,** der den Glukoseabbau über eine Reihe von Säuren mit schrittweiser Energiegewinnung fortsetzt. Der Citratzyklus wurde 1937 von Hans Adolf Krebs entdeckt. Der dritte Schritt ist die **Atmungskette.** Hier tritt jetzt der Sauerstoff aus der Atmung hinzu, erst mit ihm ist es in einer Kaskade von Reaktionen möglich, die Licht- und Wärmeenergie, die einst als Sonnenlicht von der Pflanze in die Materie gespeichert wurde, herauszulösen. Für die Entdeckung der Fermente der Atmungskette erhielt Otto Warburg 1931 den Nobelpreis.

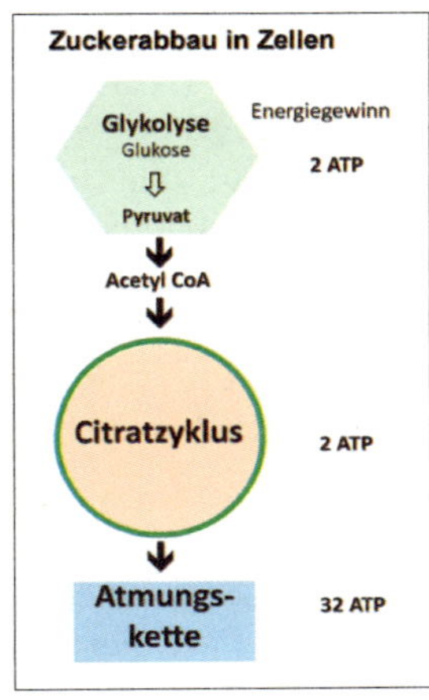

$C_6H_{12}O_6$ + 3 O_2 → 6 CO_2 + 6 H_2O
Glukose aus Nahrung + Atmungssauerstoff → Kohlendioxid + Wasser
↓
Licht- und Wärmeenergie

Damit erhält der Organismus kosmische Energie (von der Sonne) über die Pflanze, ein inneres Licht. Dies muss gespeichert werden, sonst könnte der Mensch nur dann aktiv sein, wenn er gerade Energie freisetzt. Hier fand Karl Lohmann bereits 1929 den universellen Speicherstoff der Lebewesen, der die Forscher begeisterte: die Substanz ATP (Adenosintriphosphat), die fast alle Lebewesen Bakterien, Pflanzen, Tiere und der Mensch benutzen.

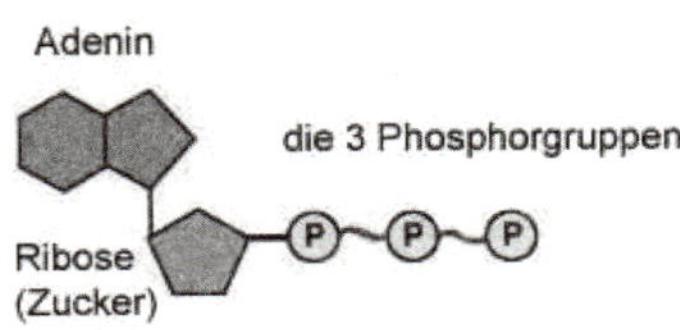

Diese phosphor- und stickstoffhaltige Substanz kann von ihren Vorstufen AMP (Adenosinmonophosphat mit einer Phosphatgruppe) und ADP (mit zwei Phosphatgruppen) zum ATP mit drei Phosphatgruppen „aufgeladen" werden. Der Phosphor nimmt die Lichtenergie, die ursprünglich eine kosmische ist, in organischer Bindung auf. Beim Menschen wirkt über den Phosphor die Ich-Organisation ein. Steiner formuliert die Umwandlung zum ATP zu einer Zeit, als die biochemischen Vorgänge der Phosphorylierung allenfalls im Ansatz bekannt waren, vor Arbeitern des Goetheanums so (1922):

> *„Und was da entsteht, wenn die leichtesten Teile der Speisen, die bis zum Kopf gehen, umgewandelt werden? Da entsteht aus den Speisen eine Art von Phosphor. Und das ist tatsächlich der Fall, dass aus den Speisen eine Art von Phosphor entsteht, so dass die Speisen nicht einfach in den Kopf hinauf dringen." (GA 347, S. 113)*

Mit der „befreiten" Sonnenenergie kann der Mensch aktiv werden: im Stoffwechsel, sich bewegen oder denken. Biochemisch spalten sich bei der Kraftentfaltung ein bis zwei Phosphorgruppen von dem ATP ab. Es muss wieder neues gebildet werden. Wissenschaftler haben ausgerechnet, dass der erwachsene Mensch täglich über 75 Kilogramm ATP bildet und wieder abbaut. Dies ist mehr als sein Körpergewicht, was die tägliche Stoffwechselleistung verdeutlicht. Die Hälfte der Energie aus dem Zucker ist übrigens Wärme.

> *„...wenn die Leber nun Kartoffelzucker oder irgendeinen anderen Zucker in Menschenzucker umgewandelt hat, dann übergibt sie dem Gesamtkörper, der dadurch wärmer wird, der dadurch seine innere Wärme hat, diesen inneren Zucker." (GA 352, S. 164)*

Bei Bedarf kann auch Zucker aus Vorräten erzeugt werden. Dann wird Glykogen von Leber und Muskeln abgebaut und ins Blut gegeben oder andere Zucker (Fruchtzucker etc.) und Laktat zu Glukose umgewandelt. Bei starker körperlicher Anstrengung (Sport) oder Nahrungsknappheit baut der Körper sogar bestimmte Aminosäuren zu Zucker ab, um daraus Energie zu gewinnen (Glukoneogenese). Reicht der Zucker noch immer nicht, können Fette aus den Fettzellen zu Ketonkörpern abgebaut werden, die dann ähnlich wie Glukose im Citratzyklus und der Atmungskette zum Energiegewinn dienen. So ist der Zuckerstoffwechsel in ständiger Veränderung.

Die Aufgaben der Leber

Die Leber als zentrales Stoffwechselorgan hat verschiedene Aufgaben im Zuckerstoffwechsel. Ihre bevorzugte Versorgung mit dem Hormon Insulin (s. S. 29) zeigt bereits, dass es vor allem ihre Aufgabe ist, den Blutzucker konstant zu halten. Dazu kann sie den Nahrungszucker aus dem Blut in die Zellen holen und weiter verarbeiten zu Glykogen (kurzfristiger Zuckerspeicher), zu Fettsäuren (langfristiger Speicher) oder direkt zu Energie abbauen.

An der Abbildung des Blutkreislaufs ist zu sehen, dass die Leber über eine große Vene, die Pfortader, mit dem Darm verbunden ist. Frisches Blut kommt von der Leberarterie und „verbrauchtes" Blut fließt aus der Lebervene ab. Es ist eine Besonderheit, dass eine Vene wie die Pfortader Substanzen zuführt und nicht eine Arterie. Alle Nahrungssubstanzen mit Ausnahme der Fette gelangen so in die Leber. Bereits vorher wird die Leber tätig: Sie produziert die Galle für den Dünndarm, um die Nahrungsfette zu emulgieren und damit überhaupt erst verfügbar zu machen. Dies setzt eine Wahrnehmung der Nahrungsbeschaffenheit voraus, wie sie auch für den Nahrungszucker bereits erwähnt wurde.

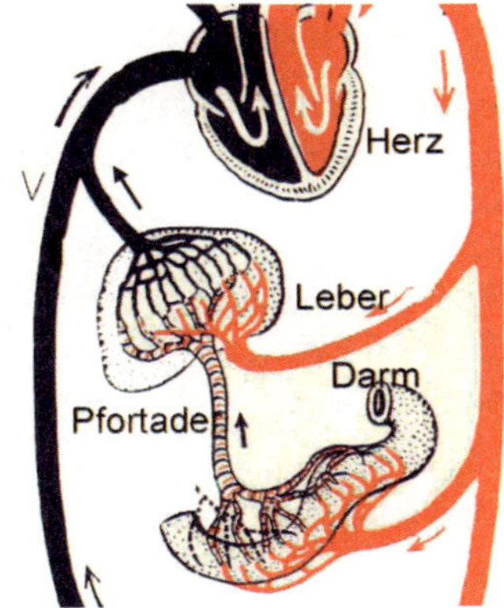

Blutversorgung der Leber
rot = arterielles Blut
schwarz = venöses Blut

Steiner bezeichnet die Leber als Wahrnehmungsorgan, mit welcher der Mensch die „Außenwelt" der Nahrung erfasst. Die Leberaktivität hängt einerseits mit der Nahrungszufuhr, andererseits mit dem Tag-Nacht-Rhythmus (24 Stunden-Rhythmus) zusammen. Dies bedeutet, dass sie ab etwa 15 Uhr nachmittags bis 3 Uhr nachts vor allem Glykogen aufbaut und von morgens bis nachmittags aus Glykogen Zucker abbaut und dem Organismus Energie zur Verfügung stellt. Am Tage kommt aus der Nahrung Zucker etwa 1-3 Stunden nach den Mahlzeiten.

Der Zuckerbedarf ist bei Tag im Allgemeinen höher als nachts beim schlafenden Menschen, wo nur der Grundumsatz für die Lebensprozesse (Herzschlag, Körpererwärmung etc.) anfällt. Bei anderer Lebensweise wie Schichtarbeit kann die Leber natürlich zu anderen Zeiten auf- und abbauend tätig sein. Solche Rhythmusverschiebung erfordert mehr Kraft. Eine regelmäßige Lebensweise und Mahlzeitenaufnahme spart Kraft und wirkt gesundheitsfördernd. Unrhythmische Schlaf- und Wachzeiten, unregelmäßige Mahlzeitenaufnahme, häufiges Zwischendurch-Essen sind Belastungsfaktoren für viele Organe.

Leberaktivität und Temperamente

In mehreren pädagogischen Vorträgen weist Steiner darauf hin, dass die Zufuhr von Zucker einen Einfluss auf die Lebertätigkeit hat, der sich bei Menschen unterschiedlich auswirkt. Bei Kindern gibt es einen Zusammenhang mit den Temperamenten. Es gibt vier Temperamente: den Choleriker, Sanguiniker, Phlegmatiker und Melancholiker.[9] Zwei dieser Temperamente haben einen spezielleren Bezug zur Leber, der Sanguiniker und Melancholiker.

Der übertriebene Sanguiniker

Der Sanguiniker (Luft-Typ) orientiert sich an der Außenwelt, die er intensiv über seine Sinne aufnimmt. Demzufolge kommt seine Innenwahrnehmung etwas zu kurz, denn er gibt seine Kräfte überwiegend nach außen. Oftmals hat er eine schwache Verdauung und verträgt etliche Nahrungsmittel nicht. Seine Lebertätigkeit ist etwas vermindert in der Bereitstellung des Blutzuckers und der Energie. Diese Lebertätigkeit kann nun angeregt werden, wenn die Nahrung weniger Zucker enthält.

> *„Man nehme ein sanguinisches Kind, das unaufmerksam ist für dasjenige, was es aufnehmen soll, das dagegen jedem möglichen äußeren Eindruck sogleich hingegeben ist, aber ihn auch sehr schnell wiederum aus seiner Seele verschwinden lässt. Dieses sanguinische Kind können wir dadurch in der richtigen Weise behandeln, dass wir darauf sehen, dass seinen Speisen möglichst Zucker entzogen wird; natürlich nicht in einer ungesunden Weise, aber in dem Maße, in dem wir richtig die Speisen, die wir dem Kinde verabreichen, weniger zuckern, in dem Maße wird auch das Sanguinische zurückgehen und ein harmonischeres Temperament sich an die Stelle setzen." (GA 307, S. 214)*

9 Petra Kühne: Die vier Temperamente - ihr Einfluss auf die Ernährung. Bad Vilbel 2018

Man kann dies auch in Bezug zu dem Nerven-Sinnes-System sehen. Zucker ist die Nahrung für Gehirn, Nerven und Sinnesorgane. Ein Kind als Nerven-Sinnes-Typ ist wach, raschen Eindrücken hingegeben, schnell im Urteilen, etwas unstet, unruhig bis nervös. Für dieses Kind kann der Zuckergehalt der Nahrung leicht zu hoch sein. Nahrungszucker gelangt schnell ohne größere Lebertätigkeit zu Nerven und Gehirn und spornt diesen Bereich noch weiter an.

> *„Was tue ich, wenn ich die Sparsamkeit in Zucker bei einem übertrieben sanguinischen Kinde anempfehle? Da versuche ich, bei diesem übertrieben sanguinischen Kinde die äußere Tätigkeit des Zuckers einzuschränken und dadurch die Leber aufzufordern, eine regere Tätigkeit aus ihrem Eigenen heraus zu entwickeln, und ich sporne dadurch das Kind an, das Ich stärker anzuregen, als dasjenige zu überwinden, was in dem physischen Gefolge des sanguinischen Temperamentes auftritt." (GA 303, S. 282)*

Es handelt sich hierbei um ein übersteigertes sanguinisches Temperament, ein Kind, das nicht stillsitzen kann, weil es ständig Neues wahrnimmt, unruhig und unkonzentriert ist, wir würden heute von Hyperaktivität sprechen. Für diese Kinder ist es hilfreich, den Zucker (Saccharose, freie Zucker) einzuschränken. Auch einige Zuckeralkohole machen „unruhig". Solche Ernährungsumstellung verbessert dann die Situation der Kinder.

Der übertriebene Melancholiker

Kinder mit melancholischem Temperament (Erd-Typ) sind stärker auf ihr Inneres konzentriert und oft zu wenig auf die Sinneswelt.

> *„Nehmen Sie zum Beispiel ein melancholisch veranlagtes Kind. Sie werden sehen, dass bei diesem Kinde der Zuckergenuss ganz anders wirkt als beim sanguinisch veranlagten Kinde. Wenn Sie einem melancholischen Kinde, natürlich richtig dosiert, Zucker beibringen, so wirkt dieser Zucker unterdrückend auf die Lebertätigkeit; und dasjenige, was dann ausstrahlt von der Lebertätigkeit, was da den ganzen Menschen durchdringt von der nun sich immer mehr und mehr zurückhaltenden Lebertätigkeit, das bekämpft von der Körperseite her das melancholische Temperament. Es ist eine äußere Stütze, aber diese äußere Stütze muss man kennen." (GA 306, S. 157f.)*

Diese Empfehlung hat auch einen Bezug zum Stoffwechselsystem. Ein Kind, das stark in sich lebt, entwickelt viele innere Bilder und erkennt Zusammenhänge (synthetisches Vorstellen), ist aber schwach in der Wahrnehmung und Reaktion auf die Sinneswelt. Dann hilft mehr Süßes in der Nahrung, das die Leber entlastet und damit Raum schafft, für ein Lösen von der intensiven Innenwahrnehmung. Auch diese Ausführungen gelten für eine übertriebene Melancholie, nicht für ein ausgeglichenes melancholisches Temperament. Gemeint sind keine Depressionen, sondern eine intensives Innenleben mit zu wenig Bezug nach außen. Allerdings liegt heute der Zuckerverbrauch doppelt so hoch wie zu Steiners Zeiten (s. S. 18). Da gibt es kaum Kinder, die zu wenig Zucker oder Süßigkeiten erhalten. Dagegen ist die Überversorgung mit Zucker ein reales Problem. Melancholische Kinder mögen oftmals gar nicht so gern Süßes, während die sanguinischen Kinder sehr gern Süßigkeiten verzehren.

Der Zusammenhang zwischen Verhalten und Nahrung war damals nicht klar. Materialisten sahen die Einwirkmöglichkeiten nur über die Stoffe, Idealisten nur über das Seelisch-Geistige. Steiner war aber das Wechselwirken von Leib, Seele und Geist wichtig. So wie sich Gefühle und Gedanken im Physischen abprägen, so wirkt auch das Materielle auf das Seelisch-Geistige.

> *„Man verleugnet nicht das Seelisch-Geistige, wenn man weiß, dass diese äußeren Stützen (durch den Zucker) da sind. Denn derjenige, der so wie es im Felde der Anthroposophie der Fall ist, weiß, dass in allem Körperlich-Physischen das Geistige wirksam ist, der sieht in der besonderen Tätigkeit, die der Zucker mit Bezug auf die Leber ausführt, eben nicht bloß Physisches, sondern der sieht eine geistig-seelische Wirkung, die dann nur auf physische Weise influenziert wird, wenn wir dem melancholischen Kinde Zucker in richtiger Dosierung beibringen oder beibringen lassen." (GA 306, S. 158)*

Diese Hinweise hat Steiner für Lehrer gegeben. Sie beziehen sich auf Kinder und sollten nicht ungeprüft auf Erwachsene übertragen werden. Bei Erwachsenen spielen die Temperamente eine geringere Rolle, die Ich-Tätigkeit und das Bewusstsein sind weiterentwickelt.

Nerven-Sinnes-System und Zucker

Beim Sanguiniker wurde erwähnt, dass Zucker die Nahrung von Nerven, Gehirn und Sinnesorganen ist. Wenn man etwas isst, was den Organen entgegenkommt, so werden sie dadurch entlastet. Zucker (Glukose) ist wichtig für das Gehirn und die Nerven. Isst man Traubenzucker direkt, so geht er rasch in den Organismus und das Gehirn. Allerdings hat die Verdauung nichts zu tun, was sie auf Dauer schwach macht. Aber der Zucker versorgt schnell energetisch das Nerven-Sinnes-System. Das Konzentrieren fällt leichter. Der Werbespruch „Zucker bringt verbrauchte Energie schnell zurück", trifft durchaus zu. Allerdings hält diese Wirkung nicht lange an und der Körper verlangt Nachschub. Eine vermehrte Betätigung der Sinnesorgane und Nerven verlangt also eine bessere Versorgung mit Zuckerenergie. Am schnellsten macht das der Zucker, wie man bei Erschöpfung bemerken kann. Auf die Dauer ist dies jedoch nicht förderlich für die Gesundheit und lässt sich nicht beliebig steigern.

> *„Der Zucker ist auch etwas, was im menschlichen Organismus so verarbeitet wird, dass diese Verarbeitung dem Unorganischen am nächsten steht, so dass alles dasjenige, was an Zucker zugeführt wird, ebenfalls die Sinnesorgane entlastet."* (GA 314, S. 151)

Die Beziehung zum Nerven-Sinnes-System erklärt die intensive Zunahme des Zuckers in den letzten Jahrhunderten. Durch die Individualisierung, die vermehrte Bildung der Menschen, die Mediennutzung und schnelle Eindrücke aus der Umwelt ist das Nerven-Sinnes-System viel intensiver gefordert als in früheren Zeiten. Zucker entlastet und unterstützt daher die Betätigungen von Nerven, Gehirn und Sinnesorganen.

Zucker und Sinneseindrücke

Wie nehmen wir Zucker mit den Sinneneindrücken wahr? Zuerst fällt der Blick auf die weißen Kristalle beim raffinierten Zucker. Die weiße Farbe – als Reinheit erlebt – verdeckte lange, dass dies durch eine Entfernung der ernährungsphysiologisch wertvollen Begleitstoffe erkauft war. Zu Steiners Zeiten durfte Zucker noch mit Ultramarinblau gebläut werden, um weißer zu erscheinen. Durch intensivere Raffination war dies nach dem 2. Weltkrieg nicht mehr nötig, da die Kristalle auch ohne

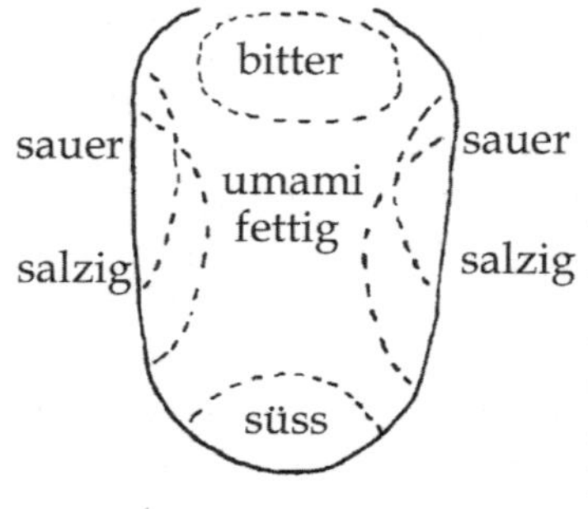

den Farbstoff weiß wurden. Heute ist Zucker für viele Menschen noch immer mit den weißen Kristallen identisch, auch wenn brauner Zucker sich mehr verbreitet hat. Der Tastsinn im Mund wird durch die Konsistenz des Zuckers angesprochen, allerdings nur kurz, denn die Kristalle lösen sich schnell im Speichel auf. Allenfalls Milchzucker – als isolierte Substanz – ist fester und erscheint deshalb wie „Sand" im Mund.

Der wichtigste Sinneseindruck beim Zucker ist der Geschmack. Das Süße wird vor allem vorn an der Zungenspitze wahrgenommen, der erste Geschmackseindruck vor dem Salzigen, Sauren, eiweißartigem (Umami) und Bitteren. Allerdings ist die Sensibilität für Zucker gering, d.h. es muss eine größere Menge aufgenommen werden, um überhaupt geschmeckt zu werden. Dies weist auf die Bedeutung des Süßen für den Menschen hin. Während der Erwachsene im Wesentlichen im Mund und Rachen schmeckt, erlebt das sehr kleine Kind den süßen Geschmack im ganzen Körper.[10] Es ist in den ersten Lebensjahren vollkommen der Sinneswahrnehmung hingegeben. Die Süße spricht die Seele an. Kaum jemand isst Zucker nur, weil er Energie bringt, außer vielleicht im Sport. Fast jeder möchte den süßen Geschmack erleben.

Macht Zucker süchtig?

Süßes kann den Appetit auf noch mehr Süßes auslösen: Man kann z.B. bei einer angebrochenen Schokoladentafel nicht aufhören. Auch hormonell kennt die Ernährungsmedizin inzwischen Zusammenhänge. Das Hormon Ghrelin, das Hunger auslöst, wird durch Zucker gefördert, das Hormon Leptin, das Sättigung anzeigt wird, behindert. Dazu wird der Neurotransmitter Dopamin, der seelische Zufriedenheit fördert, von zu viel Zucker beeinträchtigt, indem der Dopamin-Transporter gehemmt wird. Die Folge ist, dass immer mehr Zucker gebraucht wird. Man kann nicht von einer Sucht wie bei Alkohol sprechen, sondern von einer Abhängigkeit. Bei einer Sucht treten körperliche Symptome auf, bei einer Abhängigkeit nur psychische. Trotzdem fällt vielen das Begrenzen der süßen Produkte schwer. Deshalb ist ein gesunder Um-

10 GA 306, S. 42, 304a, S. 168

gang mit Zucker und Süßigkeiten bereits im Kindesalter wichtig.[11] Ein völliges Vermeiden führt meist zu dem gegenteiligen Erfolg, es tritt geradezu eine Zuckergier auf, sobald das Kind etwas größer ist.[12]

Zucker und Selbstbewusstsein

Beim Erwachsenen hat der Zucker Bedeutung für das Selbstbewusstsein. Ausgangspunkt ist die Wirkung des Zuckers auf den inneren Halt der Seele, das Zurechtfinden im Leben. Dies kann jeder im Alltag beobachten. Wann greift man besonders gern zum Süßen? Meist dann, wenn man frustriert ist, sich seelisch bedrängt oder gekränkt fühlt? Dann scheint der Zucker, die Süßigkeit, kurzzeitig das innere Gefühl zu heben, zu „festigen". Dies geschieht durch die Süße des Zuckers, die ein inneres Wohlgefallen hervorruft. Steiner formuliert dies so:

> *„Dasjenige, was wir heute abstrakt sagen können: Wenn du Zucker issest, so verstärkst du deine Egoität; wenn du weniger Zucker issest, schwächst du deine Egoität." (GA 170, S. 90)*

Das Wort Egoität, heute überwiegend in der Philosophie gebräuchlich, bedeutet Selbstheit, nicht Egoismus. Die Selbstheit, das Empfinden des Eigenen, das Selbstbewusstsein oder die Selbstsicherheit ist eine seelische Eigenschaft. Die negative Steigerung der Egoität führt zum Egoismus. Die Selbstheit ist bei den Menschen unterschiedlich ausgeprägt und auch abhängig von der Lebenssituation. Bei Kränkungen ist das Selbstbewusstsein vermindert, der Griff zur Süßigkeit soll es ausgleichen. Dies geschieht überwiegend unbewusst, zumal diese materielle Stütze nur zeitweise wirkt.

Das unterschiedliche Selbstbewusstsein erfordert einen differenzierten Umgang mit Zucker. Dazu muss ein Blick auf den Gegensatz der Selbstheit geworfen werden. Dies ist die Selbstlosigkeit, der Altruismus. Die selbstlose Haltung ist das Handeln für die Gesamtheit der Menschen, nicht für sich selbst. Ein selbstloser Mensch stellt sich hinter die Aufgaben der Gesamtheit, der geistigen Welt oder der Religion und will uneigennützig leben. Die negative Steigerung wäre die Selbstverleugnung, ähnlich wie der Egoismus (Selbstsucht) bei der Selbstheit. Die Selbstheit hat mit unserem Leben auf der Erde zu tun. Wir brauchen, um unsere Lebensaufgaben zu erfüllen, einen festen Punkt in uns. Sonst besteht

11 GA 349, S. 202

12 GA 354, S. 124

die Gefahr, dass wir zu Träumern werden, die ein unwirkliches Bild von der Erde haben. Steiner unterscheidet zwischen den Menschen, die über genügend Selbstheit verfügen, und denen, die ein devotionelles (ehrfürchtiges) Auftreten haben, die auch andere in ihrer Leistung anerkennen. Letztere sind oft eher unauffällige Menschen, während die Selbstbewussten vielfach dominant erscheinen.

„Müssen wir ... einem Menschen anempfehlen, wenig Zucker zu essen, damit er selbstlos werde? – So bequem liegt die Wahrheit nicht. Die Menschen möchten am liebsten feste Regeln, die für alle Verhältnisse passen, eine Art gebundene Marschroute. Es gibt Menschen, die neigen durch ihre seelische und geistige Konstitution dazu, sich selbst leicht zu verlieren in eine fromme Form der Hingebung. Das ist etwas Gutes, das hilft ihnen zu den höchsten Seligkeiten der Erkenntnis. Aber das muss einen Gegenpol haben: solche müssen viel Zucker essen. Damit sie auf der Erde auch fest stehen, muss man ihnen viel Zucker geben. Andere dagegen sind überall darauf aus, ihr Selbst geltend zu machen, sie sind das Gegenteil von einer devotionellen Natur. Denen kann man Askese im Zuckergenuss anraten.“ (GA 98, S. 209f.)

Die Selbstbewussten sollten Zucker meiden, da er ihre starke Selbstheit im Physischen verstärkt. Für die Menschen, die zu sehr uneigennützig handeln, besteht die Gefahr, dass sie sich dem realen Leben und den eigenen Bedürfnissen entfremden. Sie können einen Anstoß für die Stärkung ihrer Selbstheit im Physischen brauchen. Dies kann der Zucker für eine begrenzte Zeit leisten.

„Wenn ein Mensch große Selbstständigkeit besitzt und sehr zum Egoismus neigt, der sollte wenig konzentrierten Zucker genießen, denn Zucker fördert die Selbstständigkeit. Ist dagegen jemand ohne inneren und äußeren Halt und glaubt immer, der Anlehnung und Stütze bedürfen zu müssen, so sollte er reichlich Zucker genießen, um selbstständiger zu werden.“ (GA 266a, S. 558)

Nun findet sich selten eine einseitige Ausprägung, viele Menschen werden in bestimmten Situationen selbstlos und in anderen selbstbewusst handeln. Daher können solche Sätze nicht einfach umgesetzt werden in einen bestimmten Zuckerverbrauch. Allerdings muss noch einmal auf das heute wesentlich höhere Zuckerniveau gegenüber der Zeit Steiners hingewiesen werden. Wohl kaum ein Mensch mit uneigennütziger Lebensweise hat es nötig, seinen Zuckerverbrauch zu steigern. Zucker befindet sich in so vielen Lebensmitteln, dass man auch bei sparsamster Verwendung genügend in der Nahrung hat. Heute müsste dagegen der hohe Verbrauch vermindert werden.

Zucker und esoterische Schulung

Steiner führt die seelische Wirkung weiter, in dem er verdeutlicht, dass der anthroposophische Schulungsweg die Selbstlosigkeit, das Handeln für die Menschheit und den Kosmos fördern will. Ein esoterischer Schüler entwickelt sich durch Übungen zur Selbstlosigkeit. Dies kann zu einem Problem werden, wenn das Verhältnis zur Selbstheit dadurch in ein Ungleichgewicht gerät und die Erfordernisse des Alltags zu wenig ergriffen werden. Daher muss eine gewisse Selbstheit vorhanden sein. Nun unterscheidet Steiner zwischen der Selbstheit, die vom Physischen ausgehend eine Zeitlang wirkt und der Selbstheit, die aus dem Seelisch-Geistigen kommt und mit moralischen Werten zu tun hat. Letztere soll durch die esoterische Schulung umgewandelt werden zur Selbstlosigkeit. Das Selbstbewusstsein, das durch Zucker vom Physischen aus auf die Seele wirkt, ist dagegen nicht dauerhaft.

> *„Wenn die Seele eine (esoterische) Entwicklung durchmacht, dann erlebt sie alles das, was sie an Zuckersubstanz aufnimmt oder in sich hat wie etwas, was ihr innerliche Festigkeit gibt, was sie innerlich stützt, was sie gewissermaßen mit einer Art natürlicher Egoität durchzieht. Und in dieser Beziehung darf sogar dem Zucker in einer gewissen Beziehung eine Lobrede gehalten werden. Gerade derjenige, der eine Seelenentwicklung durchmacht, kann oftmals bemerken, dass er es sogar oft nötig hat, etwas Zucker aufzunehmen, weil ja die seelische Entwicklung dahin gehen muss, immer selbstloser und selbstloser zu werden. Die Seele wird von selber selbstloser durch eine ordentliche anthroposophische Entwicklung. Damit nun der Mensch, ... nicht sozusagen den Zusammenhang seines Ich-Organismus mit der Erde verliere, ist es geradezu gut, ein Gegengewicht im Physischen zu schaffen, wo ja die Egoität nicht eine so große Bedeutung hat wie im Moralischen. Durch den Zuckergenuss wird – man möchte sagen – eine Art unschuldiger Egoität geschaffen, die ein Gegengewicht bilden kann gegen die notwendige Selbstlosigkeit auf moralisch-geistigem Gebiete. Es würde sonst doch zu leicht die Versuchung da sein, dass der Mensch nicht nur selbstlos würde, sondern dass er auch träumerisch würde, phantastisch würde, den Zusammenhang verlieren würde mit einer gesunden*

Beurteilungsfähigkeit der irdischen Verhältnisse. Dazu trägt ein gewisser Zusatz von Zucker zu der Nahrung bei, einem die Möglichkeit zu geben, trotz allen Hinaufsteigens in die geistigen Welten mit beiden Beinen auf der Erde stehen zu bleiben, eine gewisse gesunde Erdenansicht sich mit heranzukultivieren." (GA 145, S. 33f.)

Probleme mit Zucker

Der Verbrauch an isoliertem Zucker wie Saccharose wurde schon früh gesundheitlich infrage gestellt. Die Reformernährung am Beginn des 20. Jh. stand dem weißen Zucker als industriellem Produkt kritisch gegenüber, ähnlich wie seit den 1980er Jahren die Vollwerternährung. So gab es bereits damals Empfehlungen Zucker zu vermeiden und andere Süßungsmittel wie Honig oder Zuckerrübensirup zu verwenden. Heute wird der hohe Zuckerverbrauch zusammen mit fetthaltigen Lebensmitteln als Risikofaktor für Übergewicht, Diabetes und weitere Erkrankungen gesehen.

Gärung

Unter Gärung versteht man einen Kohlenhydratabbau ohne Sauerstoff. Dieser Stoffwechselweg kommt vor allem bei Mikroorganismen vor. Im Menschen können Gärungen im Dickdarm durch die Darmflora auftreten, wenn die Zuckeraufnahme im Dünndarm gestört ist oder eine Unverträglichkeit vorliegt. Auch zu viele Zuckeralkohole (Xylit, Sorbit) können Gärungen auslösen. Es kann zu Beschwerden wie Blähungen und Durchfall kommen. Solche Gärungen sind zu vermeiden, wenn man auf unverträgliche oder ungewohnte Zuckeralkohole verzichtet oder diese nur in geringen Mengen verzehrt.

Eine andere Art der Gärung hat nichts mit Mikroorganismen zu tun, sondern ist ein Nebenweg des Zuckerabbaus, wenn zu wenig Sauerstoff vorhanden ist. So wird in den Muskeln bei starker körperlicher Belastung z.B. bei Dauersport Zucker zu Laktat vergoren. Dies ermöglicht auch bei Sauerstoffmangel eine rasche Energieversorgung. Laktat kann zu Pyruvat zurückverwandelt werden und – wenn wieder genügend Sauerstoff vorhanden ist, – den üblichen Abbauweg über die Zellatmung nehmen. Steiner weist darauf hin, dass Kohlenhydrate die Tendenz zum Gären haben. Eine Aufgabe der Ich-Organisation ist es, dies zu verhindern und den hauptsächlichen Abbauweg der inneren Atmung mit dem Luftsauerstoff einzuleiten.

„Die Aufgabe des Kopfes ist nämlich, vorzugsweise das zu bekämpfen, was Stärke und Zucker wollen... Stärke und Zucker im menschlichen Organismus wollen vorzugsweise gären.... Nun, im menschlichen Kopf ... sitzt am stärksten ... das Ich, das eigentliche Ich.... Das eigentliche Ich ist es auch, das nun vom Übersinnlichen her durch die Kräfte des Kopfes die Gärung verhindert. ... das Ich bekämpft das Gären von Stärke und Zucker." (GA 352, S. 55, 56, 57)

Steiner erklärt in dem Vortrag weiter, dass Alkohol die Zuckerverwertung stört.

„Wenn Sie Alkohol trinken, dann vertreibt der Alkohol im Kopf die Kräfte, welche die Gärung von Zucker und Stärke im Menschen verhindern....." (GA 352, S. 56)

Es kommt durch vermehrte Gärung zur Laktatbildung, die Bereitstellung von Glukose im Blut ist verringert, so dass Unterzuckerungen bei Diabetikern und empfindlichen Menschen auftreten können. Insofern kann reichlicher Alkoholgenuss eine Diabetes-ähnliche Stoffwechsellage ergeben.

„Nicht wahr, wir können ja einen Anflug ... von Erkrankung zur Zuckerruhr (Diabetes) schon erleben, wenn jemand gleichzeitig zu viel Süßspeisen genießt und dann Alkohol trinkt, der erste Anflug, der aber selbstverständlich wiederum vergehen kann, der nur zeigt, wie dadurch, dass ... das Ich schwach gemacht wird, es den Prozess nicht bewältigen kann." (GA 312, S. 284)

Besonders ungünstig ist der Konsum von zuckerhaltigen alkoholischen Getränken wie Liköre.

Diabetes mellitus

Diabetes mellitus zählt weltweit zu den häufigen Erkrankungen. Allein in Deutschland gibt es 7-8 Millionen Diabetiker mit steigender Tendenz. Man unterscheidet Diabetes Typ 1, bei dem die Bauchspeicheldrüse kein oder zu wenig Insulin produziert und Typ 2. Bei Typ 2 liegt kein Insulinmangel vor, sondern eine Insulinresistenz oder gestörte Sekretion. Etwa 10 % der Diabetiker leiden an Typ 1, über 90 % an Typ 2.

Als Ursache für Diabetes Typ 2 wird Übergewicht, zu viel Fett und Kohlenhydrate, zu wenig Ballaststoffe und mangelnde Bewegung angenommen. Zuckerhaltige Getränke gelten als Risiko. Die Symptome des Diabetes sind Müdigkeit, Schwäche, häufiges Hungergefühl und manchmal Depressionen. Diabetes wird durch Zucker im Urin nachgewiesen. Dort kommt normalerweise kein Zucker vor.

„Es gibt eine Krankheit, die die menschliche Gesundheit rasch untergräbt; das ist der so genannte Diabetes, Zuckerkrankheit. Da wird zuerst im Urin Zucker gefunden, und der Mensch unterliegt dann sehr bald der Zerstörung des Körpers durch zu viel Zuckererzeugung.... Wenn aber zu viel Zucker in den Urin hineingeht, so geht zu wenig in den Körper hinein und die Gesundheit wird untergraben. Das ist die Zuckerkrankheit." (GA 348, S. 260)

Auch beim Gesunden kann durch sehr zuckerhaltige Mahlzeiten oder höheren Alkoholkonsum eine verminderte Glukosetoleranz mit möglichem Zucker im Urin auftreten.

„Beim Gesunden kann Zucker im Harn nur auftreten, wenn er zu reichlich, als Zucker, genossen wird, oder wenn Alkohol, der unmittelbar, mit Übergehung von Verwandlungsprodukten, in die Körpervorgänge sich hineinzieht, zu reichlich aufgenommen wird." (GA 27, S. 50)

Diese Symptome sind reversibel. Ebenso gibt es Vorstufen des Diabetes wie eine verminderte Glukoseregulierung. Dann ist der Blutzucker in nüchternem Zustand immer etwas erhöht und die Toleranz bei Belastung vermindert. Dies zeigt sich bei Tests an einer verlangsamten Blutzuckersenkung. Ursache kann eine individuelle Schwachstelle, möglicherweise auch vermehrt bei Völkern und bestimmten klimatischen Gegebenheiten sein. So bringt Steiner das Verbot Schweinefleisch zu essen beim jüdischen Volk in Verbindung mit einer verminderten Möglichkeit, Zucker zu verarbeiten, da Schweinefleisch die Zuckerregulation im Körper erschwert.[13] Die islamischen Völker dieser Gegend haben ebenfalls ein Schweinefleischverbot in ihren Speisevorschriften.

Diabetes tritt häufig bei Menschen auf, die viel tierische Fette auch vom Schwein verzehren. Für die Diabetiker-Ernährung wird wenig Fleisch empfohlen. Diabetes Typ 2 tritt vielfach bei Menschen zwischen 50-65

13 GA 348, S. 261, GA 350, S. 67

Jahren auf, zunehmend jedoch auch bei jüngeren. 80 % der Typ 2 Diabetiker sind übergewichtig. Bei ihnen liegt zunächst eine Insulinresistenz vor, d.h. die Bauchspeicheldrüse produziert zwar genügend Hormon, das aber unwirksam ist. Dadurch gelangt Blutzucker nicht in die Zellen, bleibt im Blut und wird als Notbehelf über die Nieren ausgeschieden oder in kleineren Mengen an das Hämoglobin gebunden. Ein zu hoher Blutzucker führt zu Schäden an den Adern. Nach 10-15 Jahren können dann die gefürchteten Folgekrankheiten des Diabetes wie Nierenschäden oder Erblindung auftreten. Durch Änderung der Lebens- und Ernährungsweise und ausreichende Regulierung des Blutzuckers kann dies verhindert werden oder sogar der Typ 2 Diabetes zurückgedrängt werden.

Im Menschen ist dort, wo Zucker auftritt, auch die Ich-Organisation. Beim Diabetes kann sie nicht genügend in den Stoffwechsel eingreifen. Normalerweise bringt die Ich-Organisation den Zucker für einen Augenblick in den Wärmezustand (s. S. 33ff.). Dadurch wird er eingegliedert in den Menschen, das Hormon Insulin kann ihn in die Zellen schieben. Dies ist beim Diabetes nicht mehr in ausreichendem Maße möglich. Die Folge eines nicht in die Wärme überführten Zuckers:

> *„... wenn der Mensch nicht imstande ist, dasjenige was mineralisiert ... als Zucker in ihm auftritt, bis zur Flüchtigkeit des Wärmeätherischen zu bringen, dann setzt es sich ab vor jenem Zustande im Organismus... und es entsteht die so schlimme Zuckerruhr, Diabetes mellitus ... Jede solche Ablagerung im Menschen, die dann unverarbeitet bleibt wie diejenige, die beim Diabetes eintritt, bedeutet, dass der Mensch in sich nicht für die in ihm vorhandenen Stoffe den Anschluss an das Geistige im Kosmos findet." (GA 230, S. 183)*

Die Diabetes-Krankheit ist also ein Überwiegen des Irdischen. Der Mensch vermag nicht mit seinem geistigen Anteil, die Materie des Zuckers in die „Schwerelosigkeit der Wärme" zu überführen, wo das Geistige des Kosmos – die Herkunft der Kräfte – einwirken können. [14] Wodurch kann dies geschehen?

> *„Es befördert alles die Zuckerkrankheit, was die Ich-Organisation aus der in die Körpertätigkeit eingreifenden Wirksamkeit herausreißt: intellektuelle Anstrengungen, Aufregungen, die nicht vereinzelt, sondern in Wieder-*

14 GA 316, S. 198

holungen auftreten; erbliche Belastungen, die eine normale Eingliederung der Ich-Organisation in den Gesamtorganismus verhindert." (GA 27, S. 52f.)

Diese Gründe decken sich teilweise mit denen, die die Medizin heute für ursächlich ansieht. Allerdings werden diese Ursachen nicht darin gesehen, dass eine geistige Kraft nicht mehr eingreifen kann. Heute zählen zu den Risikofaktoren:

- erbliche Belastung
- Übergewicht
- Aufregungen, Stress
- Essgewohnheiten (wenig Ballaststoffe, viel Fett und Süßes)
- wenig Bewegung
- hoher Blutdruck

Die mangelnde Bewegung ist ein relativ neuer Risikofaktor, vor 100 Jahren wurden täglich noch bis zu 20 km zu Fuß zurückgelegt.[15] Heute empfiehlt die WHO sich täglich mindestens 30 Min. zu bewegen.[16] Regelmäßige Bewegung sogar ohne Gewichtsreduktion vermindert das Diabetesrisiko, kombiniert mit Ernährungsumstellung, Kalorienverminderung und Lebensstiländerung sank das Risiko sogar um 42 %.[17]

Eine Ursache, die Steiner anführte, taucht heute bei den Risikofaktoren nicht auf: intellektuelle Überanstrengung. Das Ich des Menschen hat zwei Wirkungsbereiche: im Denken und dem Stoffwechsel. Beide Tätigkeiten hängen zusammen und können bei einseitiger Belastung ins Ungleichgewicht geraten. Eine Überlastung durch abstraktes Denken, die „intellektuelle Überanstrengung", die zu wenig Gefühl und Wille anregt, zieht Kräfte der Ich-Organisation vom Stoffwechsel weg mit der Folge von mangelnder Fähigkeit, Zucker zu individualisieren.

Besonders schwerwiegend kann dies bei Kindern sein. Steiner führt das „Auswendig lernen" als eine Form des sturen Lernens an, ohne innere Beteiligung am Lernstoff. Es ist heute weniger üblich als früher,

15 Hofmeister, Martin: Medikament „Bewegung" in der Ernährungsberatung. „Ernährung und Medizin" 2008; 23, S. 192

16 World Health Organization, Global Recommendations on Physical Activity for Health, 2010, Genf.

17 Rütten, Alfred, Pfeiffer, Klaus: Nationale Empfehlungen für Bewegung und Bewegungsförderung. FAU Erlangen-Nürnberg 2016, S. 35

wo z.B. Geschichtszahlen „gepaukt" werden mussten. Die Aussage gilt auch für ein Lernen, das den Menschen im Denken fordert, ohne ihn zu begeistern und zum Handeln zu motivieren:

„Haben Sie nicht gehört, dass die Zuckerkrankheit gerade so häufig ist bei reichen Leuten? Die können für ihre Kinder außerordentlich gut sorgen, auch materiell, auf physischem Gebiet; aber sie wissen nicht, dass sie dann auch für einen ordentlichen Schullehrer sorgen müssten, der das Kind nicht so viel auswendig lernen lässt. ....Das Kind lernt zu viel auswendig, wird später ein zuckerkranker Mensch! Man kann eben nicht durch die materielle Erziehung allein, durch dasjenige was man den Menschen als Nahrungsmittel beibringt, den Menschen gesund machen. Man muss Rücksicht nehmen auf dasjenige, was sein Seelisches ist. Und sehen Sie, da fängt man allmählich an zu fühlen, dass das Seelische etwas Wichtiges ist, dass der Körper nicht das einzige ist am Menschen; denn der Körper kann von der Seele aus ruiniert werden." (GA 347, S. 87)

Das „kalte" Lernen, ohne innerlich an den Inhalten „warm" zu werden, also ohne das Ich über eine geistige Wärme zu befeuern, entzieht in der Kindheit der Ich-Organisation ihre Verankerung im Stoffwechsel. Jahrzehnte später kann eine Folge sein, dass die Ich-Organisation die Zuckerregulation nicht mehr beherrscht. Dies zeigt, dass Krankheiten auch durch geeignete Pädagogik vorgebeugt werden kann, wenn der Unterricht entsprechend lebendig und anregend für die Schüler gestaltet wird wie es Steiner mit der Waldorfpädagogik einführte.

Die intellektuelle Überanstrengung schwächt nicht nur das Kind, sondern auch Erwachsene. In einem Vortrag von 1908 weist Steiner darauf hin, dass das geistige Klima des Egoismus, des Eigennutzes die Menschen schwächt, so dass die Ich-Organisation den Zucker nicht mehr voll beherrscht, es tritt Diabetes auf. Eine kalte, nutzenorientierte Kultur führt vielfach zu einem höheren Zuckerverbrauch, um seine Selbstheit zu stärken (s. S. 47). Der Zucker stärkt wiederum die materielle Selbstheit mit der Gefahr des Egoismus.

„Das Ich, wie es in unserer Zeit sich auflebt, ist der Träger der reinen Kombinationskraft, des Egoismus, da es zunächst in unserer europäischen Kultur nur auf den Nutzen ausgeht. Wer das Leben beobachten kann, wird daraus entnehmen können, die große Rolle, die der Zucker im Leben der Menschheit spielt. Gerade dort, wo der Egoismus am meisten waltet,

namentlich in seinen raffinierten Formen, da, wo er auftritt als wissenschaftliche Kritik, wo dies rein verstandesmäßig auftritt, da sehen Sie auch überall in geheimnisvollem Zusammenhange die Zuckerkrankheit." (GA 98, S. 209)

Allerdings hat dieser Diabetes keine persönliche Ursache, der Einzelne leidet unter dem Egoismus der Gesellschaft. Dies kann individuell krank machen, da die Ich-Organisation sich nicht genug mit dem Stoffwechsel verbindet.

„Die Zuckerkrankheit hängt zusammen mit dem Überhandnehmen des Egoismus." (GA 98, S. 209)

Die Abhilfe sieht Steiner in einem veränderten geistigen Klima der Gesellschaft. Statt Egoismus muss Selbstlosigkeit, statt Eigennutz Gemeinnutz Platz greifen.

Medizinisch sieht man eher die persönlichen Faktoren, die natürlich mit beteiligt sind. Zuviel Zucker, mangelnde Bewegung, Übergewicht etc. begünstigt die Krankheit. Heute essen alle viel Zucker, die Bewegungsfreude ist oft gering und Übergewicht ein verbreitetes Problem. Insofern gibt es bei Vielen entsprechende Voraussetzungen für die „Zeitkrankheit" Diabetes. Vorbeugend wirkt eine Änderung des Lebens- und Ernährungsstils, der dauerhaft nur gelingt, wenn auch eine seelische und geistige Besinnung zugrunde liegt.

Unverträglichkeiten auf Zucker

Auf Zucker kann man nicht allergisch reagieren, weil eine Allergie auf Eiweiß entsteht. Allerdings können Unverträglichkeiten durch Probleme im Verdauungssystem entstehen. So tritt ***Laktose-Intoleranz*** auf, wenn das Milchzucker abbauende Enzym Laktase nicht genügend vorhanden ist. Die nicht abgebaute Laktose gelangt in den Dickdarm, wo die Darmflora sie für sich verwertet. Dies kann zu Blähungen, Verstopfung oder Durchfall führen. Abhilfe schafft ein Meiden von laktosehaltigen Lebensmitteln.

Bei der ***Fruktose-Malabsorption*** fehlt kein Enzym, aber das Transporteiweiß, das die Fruktose in das Blut bringen soll, ist zu wenig vorhanden. Folge sind ebenfalls Blähungen und Unwohlsein. Zusätzlich kommt es hier zu einer Leberbelastung, da dieses Organ Fruktose verwerten muss. Dieser Zucker wird nicht über Insulin in die Zellen geleitet, sondern in einem besonderen Stoffwechselweg in der Leber abgebaut. Bei einer Fruktose-Intoleranz sind fruktosereiche Lebensmittel wie Obst zu meiden. Eine seltene angeborene ***Fruktose-Intoleranz*** beruht auf einem Enzymmangel. Bei dieser Unverträglichkeit muss Fruktose vollständig vermieden werden.

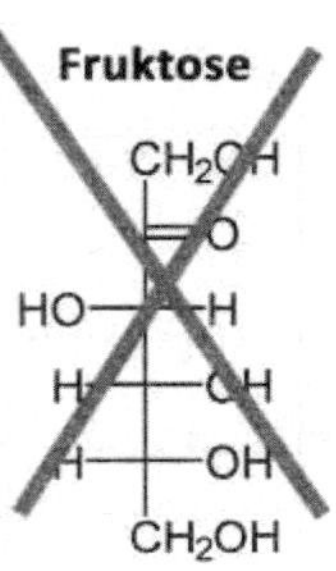

Karies

Zucker vor allem in Verbindung mit klebrigen Süßigkeiten bietet den Mundbakterien Gelegenheit sich zu vermehren und den Zucker zu Säuren abzubauen. Diese greifen wiederum die Zähne an. Dies betrifft nicht nur den Zucker, sondern auch die alternativen Süßungsmittel wie Honig oder Zuckerrübensirup. Selbst Stärkeprodukte wie Kekse oder Chips, die an den Zähnen haften, können Karies auslösen. Nach jeder Mahlzeit sollten die Zähne geputzt und generell weniger oder keine solcher klebrigen Süßigkeiten gegessen werden. Die Zuckeraustauschstoffe verursachen keine Karies, weil die Mundbakterien sie nicht abbauen können. Sie sind allerdings nur eine begrenzte Alternative zum Zucker (s. S. 11f.).

Herz-Kreislauf-Erkrankungen

Zuviel Zucker und Süßigkeiten wie auch raffinierte Kohlenhydrate (Weißmehl) können den Gehalt an gesättigten Fettsäuren im Blut erhöhen. Dies ist ein Risikofaktor für Herz-Kreislauf-Erkrankungen. Raffinierter Zucker soll ebenso den Blutdruck und das Risiko für einen Schlaganfall erhöhen. Daher präventiv die Zuckermenge beschränken, Übergewicht abbauen und sich mehr bewegen.

Depression

Zuviel Zucker, vor allem als isolierte Mono- oder Disaccharide haben einen ungünstigen Einfluss auf Depressionen. Während kleine Mengen an Zucker oftmals ein Wohlgefühl und Selbstsicherheit auslösen, kann zu viel Zucker genau das Gegenteil bewirken. Dabei scheinen Männer empfindlicher auf größere Zuckermengen zu reagieren als Frauen wie die Whitehall Studie zeigte. Die Wirkung trat auf, nachdem jahrelang zu viele Zucker in der Nahrung gegessen wurde, es war keine akute Reaktion. [18]

Wie lässt sich der Zuckerverbrauch senken?

Hier gibt es zwei unterschiedliche Möglichkeiten:

- das eigene Vermindern von Zucker und Süßigkeiten
- sowie ein gesundheitspolitischer Ansatz

Letzterer geht davon aus, dass in verarbeiteten Produkten zu viel Zucker verwendet wird, was dem einzelnen nicht so bewusst ist. Im Haushalt werden nur 20 % der Zuckermenge verwendet, 80 % befinden sich in den gekauften Lebensmitteln. Will man also Zucker sparen, so ist eine Überprüfung des Einkaufzettels wichtig bzw. die Hersteller müssen den Zuckergehalt senken.

In Deutschland gibt es seit Ende 2018 eine **Zuckerreduktionsstrategie für Fertiggerichte** der Bundesregierung. Danach hat sich die Lebensmittelindustrie freiwillig verpflichtet, dass ab 2019 bis 2025 der Zuckergehalt in Frühstückscerealien um 20 %, in Erfrischungsgetränken um 15 % und in Kinderjoghurts um 10 % gesenkt werden soll. Fachwissenschaftler stehen dieser Selbstverpflichtung skeptisch gegenüber, da die Zuckersenkung in den Rezepturen ganz in den Händen der Industrie liegt, was in anderen Ländern nicht erfolgreich war. Diese Fachgesellschaften fordern eine gesetzliche Verpflichtung zur Zuckerverringerung und eine Erhöhung der angestrebten Zuckersenkung z.B. in Softdrinks um 50 %.[19]

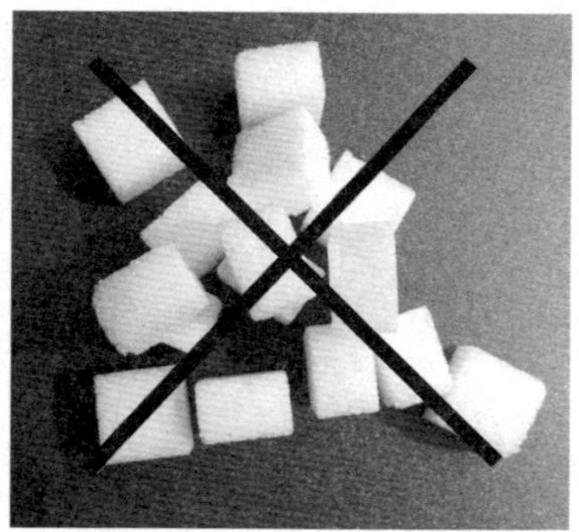

Ausgangspunkt der Strategien ist die

18 Knüppel, Anja: Sugar intake from sweet food and beverages, common mental disorder and depression: prospective findings from the Whitehall II study. Scientific Reports 7, Article number 6287 (2017)

19 Konsensuspapier der Deutschen Adipositas-Gesellschaft e. V. (DAG), der Deutschen Diabetes Gesellschaft e. V. (DDG) und der Deutschen Gesellschaft für Ernährung e. V. (DGE) 2019

Empfehlung der WHO den Zuckerverbrauch in den Ländern zu senken. Die europäischen Länder haben dies bereits 2014 angenommen. Einige Ländern wie England ergriffen bereits erfolgreiche Maßnahmen.

Bei diesem **staatlichen, gesellschaftlichen Ansatz** gibt es mehrere Möglichkeiten:

- Preise für Zucker und süße Produkte durch Steuer erhöhen
- Verfügbarkeit vermindern
- Alternativen bekannt machen
- Bewusstsein schaffen, wo Zucker enthalten ist und vermindert werden kann

Der Preis von zuckerhaltigen Lebensmitteln kann durch eine **Steuer** erhöht werden. In einigen Ländern wie Irland oder Mexiko werden zuckerhaltige Erfrischungsgetränke besteuert, um die Nachfrage über den Preis zu senken. In England hat die Ankündigung einer Zuckersteuer auf Erfrischungsgetränke schnell dazu geführt, den Zuckergehalt entsprechend zu senken. In Deutschland wird keine Besteuerung von Zucker oder speziellen zuckerhaltigen Produkten erwogen.

Ferner kann die **Werbung** für zuckerhaltige Produkte für Kinder eingeschränkt werden wie es bei Alkohol oder Zigaretten üblich ist. Weiterhin können **Kampagnen für gesunde Getränke und vollwertige Lebensmittel** verstärkt werden, um Alternativen für süße Lebensmittel bekannt zu machen. In Ungarn wird z.B. für Wasser als Getränk in Schulen geworben. Der Verkauf zuckerhaltiger Lebensmittel in Schulen (Cafeteria, Automaten, Hausmeister) kann untersagt werden (z.B. in Australien), dafür über Schulobst und -gemüse Alternativen geboten werden (in der EU).

Ein weiterer Ansatz ist es, die **Lebensmittel-Kennzeichnung** zu verbessern. Bei den Nährwertgaben auf der Rückseite jedes Lebensmittels muss neben dem Kohlenhydratgehalt auch derjenige von Zucker vermerkt sein. Allerdings wird nicht zwischen natürlichem Zucker z.B. aus Obst oder Milch und zugesetztem Zucker unterschieden. Außerdem schauen nicht alle Verbraucher beim Kauf auf die Tabelle auf der Rückseite oder verstehen sie auch nicht.

Daher wird ein einfacheres Symbol wie die **Lebensmittelampel** (Großbritannien) oder der **Nutri-Score** (Frankreich) auf der Vorderseite der Lebensmittel gefordert. Es soll den Verbrauchern bewusster machen, wieviel Zucker enthalten ist. Hohe Gehalte an ungünstigen Nährstoffen wie Zucker oder Salz erhalten eine rote Farbe. Ziel soll es sein, dass Verbraucher weniger „rot" markierte Produkte kaufen und Hersteller ihre Rezepturen ändern. Das Problem solcher Zeichnungssysteme ist die Vereinfachung, etliche Qualitätsaspekte werden nicht berücksichtigt.

Im Gegensatz zu diesen staatlichen Ansätzen der **Verhältnisprävention** (Veränderung der Verhältnisse) geht der **individuelle Ansatz** vom einzelnen Menschen aus. Dies nennt man auch **Verhaltensprävention**. Zucker zu vermeiden oder zu vermindern ist nicht ganz einfach, enthalten ihn doch viele Produkte.

- Für manche Menschen ist ein zeitlich begrenztes **Zuckerfasten** hilfreich, wo jeder Zucker vermieden wird. Die Dauer des Zuckerfastens kann eine Woche, regelmäßig ein zuckerfreier Tag in der Woche oder in der christlichen Fastenzeit von Fasching bis Ostern betragen.
- Für andere Menschen ist das Vermeiden **einzelner zuckerhaltiger Lebensmittel** von bestimmten Süßigkeiten, süßen Getränken oder Frühstückscerealien der geeignete Ansatz.
- Daneben sollen **gesündere Alternativen** eingebaut werden: täglich ein Stück Obst, Nüsse statt Süßes, mehr Gewürze statt Zucker in Gebäck und Gerichten, pikante Speisen statt süße.
- Darüber hinaus enthalten z.B. viele **Backrezepte hohe Zuckermengen.** Sie können meist ohne Geschmackseinbuße um 10-20 % erniedrigt werden.
- Die Verwendung **hochwertiger Rohstoffe** wie Nüsse oder Gewürze vermindern in Rezepten ebenfalls die Zuckermenge. Dies betrifft sowohl die industrielle Herstellung, als auch diejenige im Haushalt. Bio-Produkte weisen oftmals mehr Geschmack auf und tragen daher auch zu einer möglichen Zuckerreduktion bei.
- Regelmäßige **Bewegung und Sport** senken ebenfalls das Süßebedürfnis,
- wie auch **Entspannung, weniger Stress und Zufriedenheit**.

Die Zuckerpflanzen

Die wichtigsten Zuckerpflanzen sind Zuckerrübe und Zuckerrohr. Ungefähr ein Drittel der Weltzuckermenge stammt von Rüben und zwei Drittel vom Zuckerrohr. Andere Zuckerpflanzen wie die Zuckerpalme, Agave oder Zuckerahorn spielen nur regional oder als Dicksaft eine geringe Rolle. Honig ist ein tierischer Zucker, der nicht nur zum Süßen, sondern auch wegen seiner Gesundheitswirkung verzehrt wird. Sein Verbrauch betrug 2017 in Deutschland pro Kopf 1,2 kg. Im Vergleich zu den 34 kg Zuckerverbrauch ist die Honigmenge sehr gering.

Zuckerrohr

Zuckerrohr war schon im Alten Indien 6000 v. Chr. bekannt. Alexander der Große soll es 300 v. Chr. nach Europa gebracht haben, wo es zu einer beliebten Kulturpflanze wurde. Bei den Römern gab es Zuckerbäcker, die aus Rohrzucker Leckereien anfertigten. Im Mittelalter handelten die Araber mit Zucker für Europa. Eine Blüte erlebte die Rohrzuckerproduktion mit der Neuzeit, als die Spanier die idealen Standorte für das anspruchsvolle Zuckerrohr in der Neuen Welt entdeckten. Da diese Plantagen auch Arbeitskräfte benötigten, begünstigten sie den einsetzenden Sklavenhandel aus Afrika. Zuckerrohr wächst in tropischen und subtropischen Anbaugebieten. Die wichtigsten Zuckerrohrproduzenten sind Brasilien, Indien, China, USA, Thailand, Australien, Mexiko und Kuba.

Die Zuckerrohrpflanze wird bis zu 4 m hoch. Zur Ernte schneidet man die dicken Stängel, presst den zuckerreichen Saft aus und filtriert ihn. Zuckerrohrsaft enthält ungefähr 15 % Zucker. Rohrzucker wird meist zu weißem Kristallzucker verarbeitet. Bei uns ist Rohrzucker als ***brauner Zucker*** wie Vollrohr-, Muskovado oder Rohrohrzucker bekannt. Die braunen Rohrzucker sind unterschiedlich gereinigt und raffiniert. Während ***Vollrohrzucker*** nur gefiltert ist, wird bei „braunen" Rohrzuckern mehr oder weniger Melasse abgetrennt. Sie sind daher etwas reicher an Mineralstoffen und Vitaminen als weiße Zucker. Braune Rohrzucker werden auch als Würfel- oder Puderzucker angeboten. Zuckerrohr ist eine anspruchsvolle Pflanze in Bezug auf Boden und Wasserversorgung, so dass etliche Standorte ausgelaugt und wegen der Erosion aufgegeben werden mussten, da kein vorsorgender Umgang Abhilfe schaffte.

Ökologische Zuckerrohrprojekte gibt es in einigen Ländern, vor allem in Süd- und Mittelamerika. Dort wird auch Demeter Vollrohrzucker hergestellt. Insgesamt ist der Anteil des ökologischen Anbaus an der gesamten Zuckerrohrproduktion noch gering. Es gibt auch fair gehandelten Rohrzucker, für den die Zuckerbauern höhere Preise erhalten.

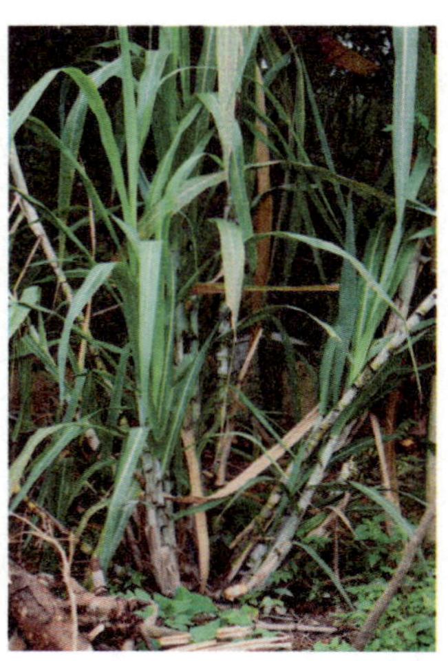

Oft wird gemeint, dass Rohrzucker gesünder als Rübenzucker sei. Dies ist nicht der Fall. Er hat allerdings gemäß der Dreigliederung der Pflanze mit seiner Herkunft aus dem Stängel eine andere Wirkung als ein Zucker aus der Wurzel (s. S. 66).

Zuckerrübe

Die Zuckerrübe wird seit dem 18. Jh. als wichtige Zuckerpflanze des gemäßigten Klimas angebaut. Politische Ereignisse ebneten ihren Weg, denn Napoleons Kontinentalsperre schnitt die mitteleuropäischen Länder von den amerikanischen Plantagen ab. Zucker wurde knapp und teuer. Da besann man sich auf süß schmeckende Rüben. Durch Züchtung selektierte man die süßesten Sorten, die heute 18 % Zucker enthalten. Die beginnende Industrialisierung lieferte die Maschinen, um den begehrten Zucker aus der Rübe heraus zu holen. Zucker aus Zuckerrüben wird vor allem in Europa, China und Japan gewonnen. Er stammt aus der Wurzel der Pflanze.

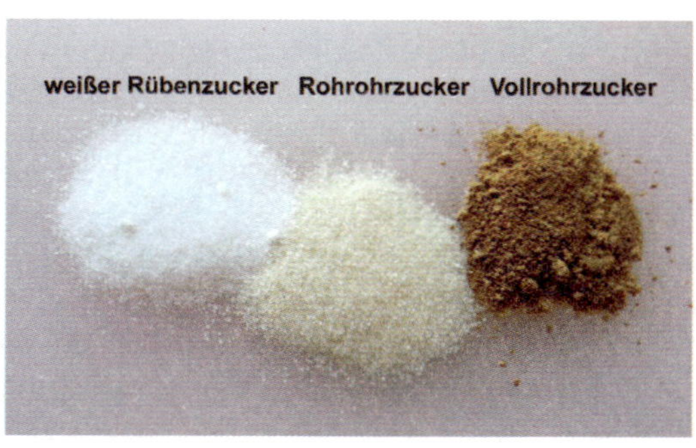

Zunehmend, aber in geringer Menge, werden Zuckerrüben ökologisch angebaut. Demeter Zuckerrüben werden für Rübensirup und seit 2018 auch für weißen Zucker produziert. Weißer Bio-Zucker geht fast vollständig in die Verarbeitung für Backwaren, Getränke und Fruchtmischungen. Es wäre möglich, braunen Rübenzucker herzustellen, solche Angebote haben sich kaum durchgesetzt. Es gibt durch nachträgliches Karamellisieren gebräunte weiße Zucker. Auch brauner Kandis wird angeboten.

Die dickflüssigen Süßungsmittel

Als Alternative zum Zucker werden die natürlichen Süßungsmittel empfohlen. Sie enthalten keinen zugesetzten Zucker, sondern nur den natürlichen. Aufgrund ihrer Herstellung enthalten sie mehr Begleitstoffe als die isolierten weißen Zucker und Zuckeraustauschstoffe. Lediglich die festen Bestandteile der Pflanze wie die Ballaststoffe gehen zum großen Teil mit dem Trester verloren. Sie weisen einen pflanzentypischen, oft malzartigen Eigengeschmack auf, der zwar ihre Verwendungsmöglichkeit einschränkt, aber beim Verzehr auch schneller zu einer Sättigung führt. Daher begrenzen sich diese natürlichen Süßungsmittel in ihrer Menge. Preislich liegen sie höher als weißer Zucker, was ihren Einsatz vermindert. Allerdings kann man sie intensiver filtern oder reinigen, so dass sie süßer schmecken, weniger Eigengeschmack aufweisen und universeller einzusetzen sind wie es oft bei Glukose- oder Fruktosesirup der Fall ist. Dies ist in einer vollwertigen Ernährung nicht erwünscht.

In der anthroposophischen Ernährung wird auch die Zuordnung zu einem Pflanzenteil beachtet. Sie ist jeweils aufgeführt und in der Tabelle auf S. 66 dargestellt.

Glukose- und Fruktosesirup aus Getreide

Er wird auch Stärkesirup genannt, was seine Herkunft verdeutlicht. Glukosesirup wird aus Getreidestärke gewonnen, ist also ein Zucker aus dem Pflanzenteil Samen. Reis und Gerste verfügen über eigene Enzyme, welche die vorhandene Stärke verzuckert. Bei den anderen Getreidearten werden Enzyme zugesetzt. **Reissirup** wird viel in der asiatischen Küche verwendet, **Malzextrakt** (aus Gerste) gibt es auch in Demeter Qualität. Glukosesirup aus Mais oder Weizen wird in gereinigter Form viel in den USA für Getränke, Marmelade, Speiseeis und Süßwaren verwendet. Da Glukose schneller als Saccharose ins Blut gelangt, wird seine häufige Verwendung mit dem Ansteigen von Diabetes Typ 2 in Verbindung gebracht. Fruktosesirup, ähnlich industriell hergestellt, weist mehr Süße auf (s. S. 10). Besonders der in den USA viel verwendete Fruktosesirup (High-Fructose-Corn-Syrup, HFCS) aus Maisstärke mit mehr als 50 Prozent Fruktose wird bei großem Verbrauch in Verbindung mit Adipositas, Fettleber, Insulinresistenz und metabolischem Syndrom gebracht.

Zuckerrübensirup

Zuckerrübensirup erhält man aus eingedicktem Zuckerrübensaft, der aus der gekochten, zerkleinerten Rübe gepresst wird. Zuckerrübensirup ist ein mineralreiches Süßungsmittel mit intensivem Eigengeschmack und dunkler Farbe. Er ist in biologisch-dynamischer Qualität erhältlich und eignet sich als Brotaufstrich, zum Süßen für Kekse u.a. Er ist ein Zucker aus der Wurzel (Rübe) und ein heimisches Produkt.

Obstdicksäfte

Es handelt sich um eingedickte Obstsäfte von Äpfeln, Birnen, Trauben, Datteln oder Mischungen davon. Sie eignen sich für Quarkspeisen, Kompott und Gebäck und werden zum Süßen von Bio-Nektaren verwendet. Es sind Süßungsmittel aus Früchten. Apfel-, Birnen- und Traubendicksaft können aus mitteleuropäischem Obst stammen, während Datteln importiert werden.

Ahornsirup

Ahornsirup wird aus dem Saft des Zuckerahorns eingedickt, der dem Blattbereich angehört. Er hat einen milden Geschmack und eignet sich für Gebäck, Pfannkuchen oder Quarkspeisen. Ahornsirup wird vor allem in Nordamerika gewonnen. Pro Baum erhält man jährlich nur die Saftmenge für 1 l Sirup. Ahornsirup wird in Qualitätsgrade eingeteilt, wobei AA die beste und D die geringste Stufe ist. Der meiste Ahornsirup stammt aus Kanada und den USA, auch aus China wird er importiert.

Agavendicksaft

Dieses fruchtzuckerhaltige Süßungsmittel wird aus dem Saft der Agave gewonnen und eingedickt. Es ist ein mildes Süßungsmittel mit großer Süßkraft. Teilweise wird Agavendicksaft stärker konzentriert und gereinigt, so dass er dann süßer, milder und heller ist. Er wird z.B. zum Süßen von Marmeladen und Säften eingesetzt. Aufgrund des hohen Fruktoseanteils ist er gesundheitlich umstritten. Allerdings wird er von Diabetikern besser vertragen, da seine Verwertung weniger Insulin erfordert. Agavendicksaft stammt aus Mexiko, wo er oft in Monokulturen angebaut wird.

Topinambursirup

Topinamburknollen (Wurzeln) sind reich an Inulin, einem Kohlenhydrat aus Fruktose. Aus diesen Knollen gewinnt man mit Hilfe von Enzymen Tompinambursirup, der für Diabetiker verträglicher ist, da für seine Verdauung kein Insulin benötigt wird. Topinambur stammt ursprünglich aus Amerika, wird heute weltweit angebaut.

Honig

Honig wird von Bienen aus dem Blütennektar gebildet. Sie konzentrieren den Honigsaft so, dass er haltbar ist. Honig stammt im Gegensatz zum Zucker aus dem Lebendigen der Bienentätigkeit in den Waben. Er enthält neben seinen 81 % Zucker und 17 % Wasser noch Mineralstoffe, organische Säuren, Vitamine und immunstärkende Substanzen in kleiner Menge.

Wichtig für die Honigqualität ist die Haltung der Bienen, die Herkunft des Nektars und die Art der Honiggewinnung. Honig verliert bei Erwärmung über 40°C bereits an Wert. Den Bienen dient Honig als Nahrung im Winter und zur Aufzucht der Jungbienen. Wenn der Mensch Honig aus dem Bienenstock nimmt, brauchen die Bienen im Winter ein Ersatzfutter. Dies wurde seit Ende des 19. Jh. zunehmend der weiße Zucker. Im Bienenkurs (GA 351) wird Steiner gefragt, wie weißer Zucker als Winterfutter einzuschätzen sei. Er führt dazu aus, dass die Bienen den Zucker zur Nahrung wieder in Honig verwandeln müssen. Dies erfordert intensive Kräfte, was nur die starken Bienen können. Daher sollte der Imker den Bienen die Arbeit erleichtern durch Zugabe von Kamillentee, Salz und anderen Kräutern (S. 159f.) Der „mineralische“ Zucker wird von den Bienen zu Honig verlebendigt. Honig ver-

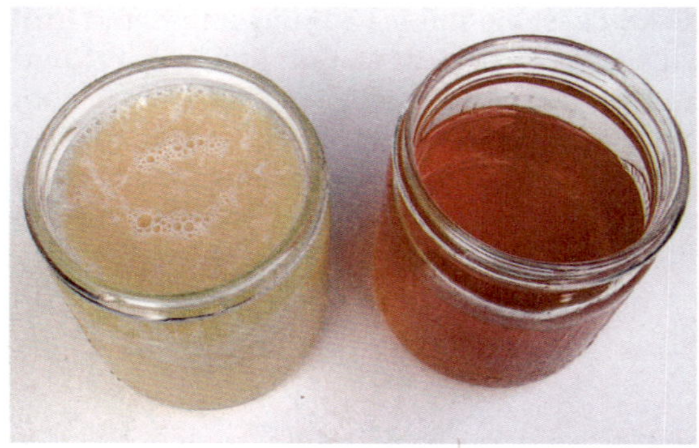

fügt daher über andere Kräfte und Wirkungen als Zucker. Bei der Beschreibung des anthroposophischen Heilmittels „Scleron" gegen Sklerose geht Steiner auf diese Unterschiede ein: Zucker spricht die Ich-Organisation an. Der Honig als zuckerhaltiges Süßungsmittel wirkt neben der Ich-Organisation auf den Astralleib (GA 27, S. 127). Der Astralleib erhält mit Hilfe des Honigs seinen Platz im Gefüge der Wesensglieder. Honig hat also auch eine ordnende Funktion.

Kokosblütensirup

Kokosblütensirup stammt aus dem Nektar des Blütenstandes der Kokospalme. Die Blüte wird angezapft und der Saft gewonnen. Durch Eindicken erhält man den dickflüssigen Kokosblütensirup. Er weist einen milden, malzigen Geschmack auf, schmeckt nicht nach Kokos. Er eignet sich für Desserts und Süßspeisen. Er zählt zu den teureren alternativen Süßungsmitteln. Zwar ist seine Gewinnung nachhaltig, aber er wird immer weit transportiert aus Ländern Ostasiens.
Dickt man Kokosblütensirup stärker ein, so erhält man **Kokosblütenzucker.** Weitere **Palmzucker** von anderen Palmen sind ebenfalls im Handel zu finden.

Weitere Süßungsmittel

Trockenfrüchte

Fast alle Obstarten kann man trocknen, so dass sie haltbar sind. Bekannte Trockenfrüchte sind Rosinen, Datteln, Feigen, Apfelschnitze, getrocknete Bananen, Birnen, Aprikosen, Ananas, Maul-, Aronia-, Gojibeeren oder Mangos.
Trockenobstmischungen nennt man auch Backobst. Sie wurden früher für Rezepte wie Klöße und süße Hauptspeisen verwendet.
Viele Trockenfrüchte lassen sich leicht in Dörrapparaten selbst her-

stellen. Trockenfrüchte eignen sich gut zum Süßen von Kuchen und Gebäck, Marmelade und Müsli. Allerdings ist ihr Zuckergehalt auch viel höher als im frischen Obst. Sie enthalten aber die Nährstoffe des Obstes einschließlich der Ballaststoffe, da nichts abgetrennt wurde. Durch den Trocknungsvorgang kann der Vitamingehalt reduziert sein. Weicht man die Trockenfrüchte eine Weile vorher in Wasser ein, süßt das Einweichwasser zusätzlich. Trockenfrüchte wurden früher wegen der begrenzten Haltbarkeit des Obstes hergestellt. Manche Trockenfrüchte werden zusätzlich mit einer Zuckerlösung behandelt, um süßer zu sein. Dies muss auf der Packung vermerkt sein.

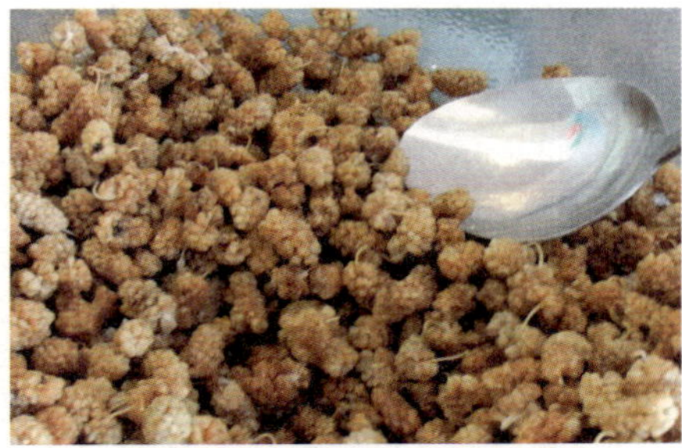

Getrocknete Maulbeeren Foto: AKE

Süßes Obst

Süße Früchte sind das vollwertigste Süßungsmittel, weil sie alle Komponenten der Frucht enthalten. Besonders zuckerreich sind Weintrauben, Bananen, Mirabellen, Datteln oder Süßkirschen. Beeren wie Him- oder Heidelbeeren enthalten am wenigsten Zucker.

Zucker, Süßungsmittel und Dreigliedrigkeit

In der anthroposophischen Ernährung werden die Nahrungspflanzen nach ihrer Zugehörigkeit zu einem Pflanzenteil untergliedert. Dies umfasst Wurzel, Stängel und Blatt sowie Blüte, Frucht und Samen. Man nennt diese Gliederung „Dreigliederung der Pflanze“. Sie geht bereits auf Goethe zurück. Hintergrund ist, dass jedes Pflanzenteil bestimmte Wirkungen aufweist. Bezieht man dies auf die Zucker und Süßungsmittel, so ergibt sich folgende Zuordnung. Honig wird hier mitberücksichtigt, da er aus Blütennektar (oder Blattsaft) stammt. Samen umfassen die gesamte Pflanze.

Pflanzenteil	Süßungsmittel	Herkunft
Wurzel	Zuckerrübensirup	Zuckerrübe, eingedickter Saft
	Topinambursirup	aus Rhizomen, eingedickter Saft
Stängel/Blatt	Vollrohrzucker	Zuckerrohr, eingedickter Saft
	Ahornsirup	Zuckerahorn, Blattsaft
	Agavendicksaft	Agavenblatt, eingedickter Saft
	Honigtauhonig	Blattsaft der Nadelbäume über Insekten
Blüte	Honig	von der Biene aus Nektar
	Palmzucker	Palmen, eingedickter Saft
	Kokosblütensirup, -zucker	Kokospalme
Frucht	Obstdicksaft	Fruchtsaft, eingedickt
	Trockenfrüchte	getrocknetes Obst
	Süßes Obst	Früchte
Samen	Malzextrakt	aus Reis, Gerste oder Mais, verzuckert, eingedickt

Diese Dreigliederung korrespondiert mit einer Dreigliederung des menschlichen Organismus in drei funktionelle Bereiche. Dies sind:

- Nerven-Sinnes-System
- Rhythmisches-System
- Stoffwechsel-Gliedmaßen-System.

Die Dreigliederung des menschlichen Organismus lässt sich in Beziehung setzen zu der Dreigliederung der Pflanzen. Es gibt eine umgekehrte Zuordnung: Die Wurzel entspricht dem Nerven-Sinnes-System, Blatt/Stängel dem Rhythmischen System mit Herz und Lunge und Kreislauf sowie die Blüte mit Frucht und Samen dem Stoffwechsel-Gliedmaßen-System.

Der Verzehr von einem Pflanzenorgan wie der Wurzel hat eine Wirkung auf das Nerven-Sinnes-System, vom Blatt auf das Rhythmische System und von Früchten auf das Stoffwechsel-Gliedmaßen-System.

Diese Beziehung lässt sich auch bei den Zuckerarten wiederfinden. In der Tabelle S. 66 ist die Zuordnung der Süßungsmittel zum Pflanzenteil aufgeführt. Süße wirkt zwar immer auf den Kopf, aber mit einer Modifikation. Der Rübenzucker als Wurzel hat eine direkte Beziehung zu Nerven und Gehirn. Der Rohrzucker wirkt auf das Rhythmische System, ist damit ausgleichender. Die Süßungsmittel aus Früchten wie

Beziehung der Dreigliederung von Mensch und Pflanze

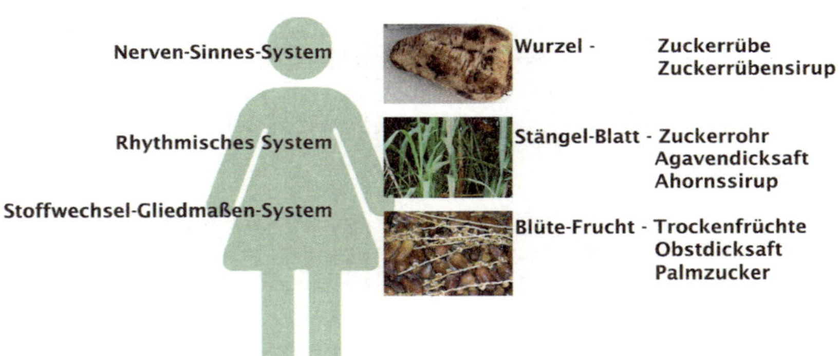

Obstdicksäfte, Honig und Trockenfrüchte wirken auf den Stoffwechsel. Insofern gibt es in diesem Kräftebereich einen Unterschied zwischen Rohr- und Rübenzucker. Der Rohrzucker wirkt harmonischer aus der Mitte, während der Rübenzucker als Wurzel direkt zu Nerven und Gehirn eine kräftemäßige Beziehung hat.

Vegetarische Rezepte mit natürlichen Süßungsmitteln

Diese Rezepte enthalten süße Speisen, in denen kein weißer oder isolierter Zucker verwendet wird. Auch Rohrohrzucker wird nicht genommen. Stattdessen wird mit „alternativen" Süßungsmitteln wie Ahornsirup, Honig, Agavendicksaft, Vollrohrzucker oder Trockenfrüchten gesüßt, die natürlichen Zucker enthalten. Zuckeraustauschstoffe oder Süßstoffe werden nicht benutzt. Die Rezepte sind vegetarisch, teilweise glutenfrei oder vegan. Es werden bio-dynamische oder Bio-Zutaten empfohlen. Bei der Verwendung von Zitrusschalen ist dies unabdingbar.

Die Verwendung von Vollkorn und anderen Zutaten wie Nüssen oder Obst liefern mehr Ballaststoffe, Vitamine und Mineralstoffe als Auszugsmehle und isolierte Zucker. Sie bringen wie die alternativen Süßungsmittel natürlichen Eigengeschmack mit, der aufgrund seines Aromas dazu beiträgt, weniger Süßes zu benötigen. Auch isst man nicht Zuviel davon, da eine Geschmackssättigung eintritt, was bei isolierten Zuckern oft nicht der Fall ist.

Bei Trockenfrüchten wird die Süße durch Einweichen in Flüssigkeit frei und führt dazu, dass weniger davon benötigt wird. Fett wie Sahne oder Nüsse sind ebenfalls Geschmacksträger und vermindern die Zugabe von Süßem.
Am Ende vieler Rezepte wird der Gesamtzuckergehalt pro Portion aufgeführt, der aus den natürlichen Zuckern in den Zutaten sowie verwendeten Süßungsmitteln stammt. Der Richtwert der WHO für zugesetzten Zucker liegt bei täglich 50 g, der anzustrebende Zielwert bei nur 25 g täglich (5 % der Tageskalorien). Süße Speisen sollten daher nicht zu häufig gegessen werden (s. S. 17f.).

Die Rezepte sollen zeigen, dass Süßes nicht generell abgelehnt werden braucht, sondern in schmackhaften vollwertigen Speisen seinen Platz haben kann.

Frühstück

Haferflocken-Müsli mit Mandeln

1 Person *vegan, glutenfrei*

40	g	Haferflocken	einweichen über Nacht
80	ml	Wasser	in Kühlschrank stellen
1	EL	Mandeln, gem.	diese Zutaten morgens zugeben
1		Apfel (120 g)	in Müsli schneiden
1	TL	Rosinen (5 g)	

Zuckergehalt pro Portion: 13 g

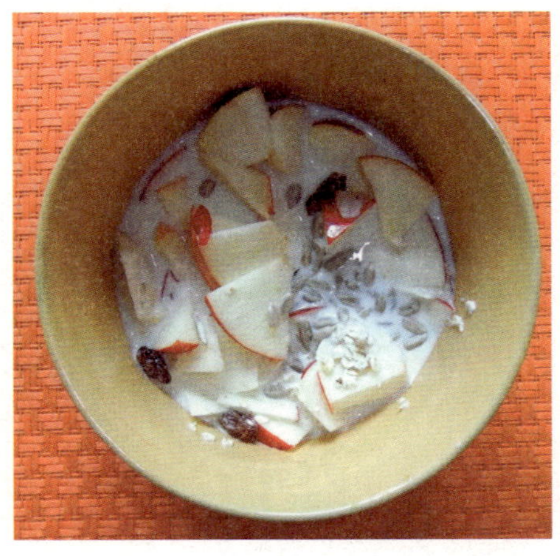

Hirse-Müsli mit Banane

2 Personen *glutenfrei*

80	g	Hirseflocken	mit
150	ml	Milch	übergießen, 10 Min. stehen lassen
1	kl.	Banane (100 g)	zerkleinern und zugeben
1		Apfel (120 g)	reiben, mit Flocken mischen
1	EL	Sonnenblumenkerne	aufstreuen

Zuckergehalt pro Portion: 15 g

Süße Hauptgerichte

Gerstensalat mit Obst

4 Personen

150	g	Rollgerste	
500	ml	Wasser	30 Min. kochen, evtl. Wasser nachgießen
40	g	Rosinen	zur Gerste geben, weitere 15-20 Min. nachquellen
1	TL	Salz	abschmecken
1		Apfel	
1		Orange (120 g)	Obst klein schneiden, zur gequollenen Gerste geben
40	g	gem. Mandeln	
½	TL	Anis, gem.	
½	TL	Zimt	würzen
100	ml	süße Sahne	schlagen, unterziehen, evtl. Wasser* zufügen, ziehen lassen

*Die Gerste quillt nach, daher ist es wichtig, für genügend Feuchtigkeit zu sorgen. Der Salat schmeckt, wenn er feucht ist, Flüssigkeit soll sich nicht absetzen.

Zuckergehalt pro Portion: 13 g

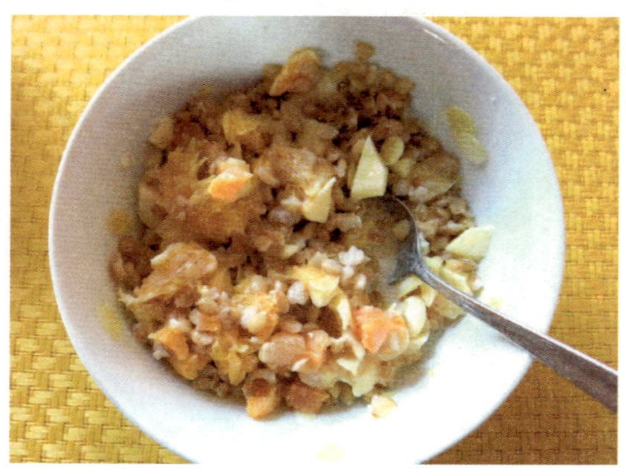

Früchte-Reis

2 Personen glutenfrei

100	g	Vollkornreis	
100	ml	Wasser	20 Min. kochen
100	ml	Milch	langsam, zufügen
½		Schale einer Orange	reiben
¼	TL	Vanille, gem.	
Pr.		Salz	würzen, salzen, 20 Min. nachquellen
200	g	Obst*	klein schneiden
1	EL	Ahornsirup** (17 g)	mit Obst mischen, etwas ziehen lassen, unter dem Reis mengen
2	EL	Pistazien	Reis garnieren

*z. B. Erd-, Himbeeren, Pfirsich oder Aprikosen
** nach Bedarf nach Süße des Obstes

Zuckergehalt pro Portion: 18 g

Hirse mit Rosinen und Nüssen

4 Personen vegan, glutenfrei

200	g	Hirse	
400	ml	Wasser	15 Min. köcheln und 20 Min. nachquellen
50	g	Rosinen	zur Hirse zufügen
¼	TL	Kurkuma	
1	TL	Salz	würzen
1-2	TL	Rapsöl	
etwas		Zitronensaft	zufügen
50	g	gehackte Nüsse	untermischen

Dieses Hirsegericht passt gut zu Möhren- oder Süßkartoffelgemüse wie auch zu Obstquark.

Zuckergehalt pro Portion: 8 g

Quinoa-Obst-Salat

2 Personen *glutenfrei*

80	g	Quinoa, tricolor	
200	ml	Wasser	5-10 Min. kochen, 15 Min. nachquellen, abkühlen
15	g	Korinthen	zufügen
1		Apfel (120 g)	schälen, fein würfeln
60	g	Walnüsse	grob hacken
1		Orange	Saft auspressen, zugeben, etwas von der Schale dazu reiben,
¼	TL	Koriander, gem.	
¼	TL	Kardamom	Salat würzen
2	EL	Sauerrahm	zufügen abschmecken

Zuckergehalt pro Portion: 17 g

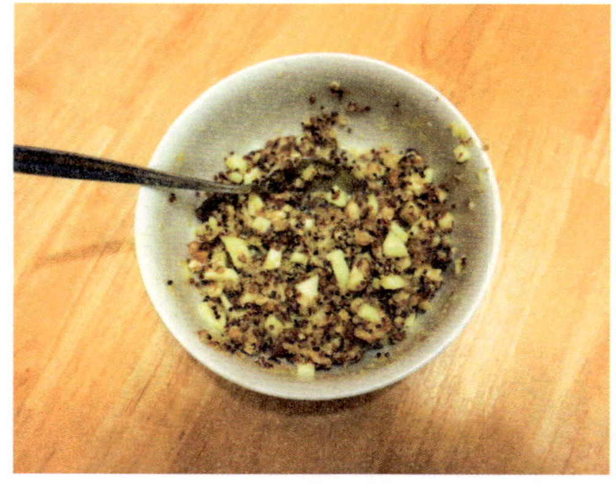

Dessert

Orangencreme

4 Personen *glutenfrei*

50	g	Maismehl	mit etwas Wasser im Topf, anrühren,
300	ml	Wasser	zugeben, aufkochen, 2 Min. köcheln
200	ml	Orangensaft	zufügen, etwas köcheln, 5 Min. quellen
1		Schale einer Orange	reiben
1	Pr.	Piment, gemahlen	
1	Pr.	Salz	zugeben
2	EL	Ahornsirup	damit süßen, Creme kalt stellen
200	ml	süße Sahne	steif schlagen, zur Creme geben
einige		Orangenscheiben	zum Garnieren

Zuckergehalt pro Portion: 12 g

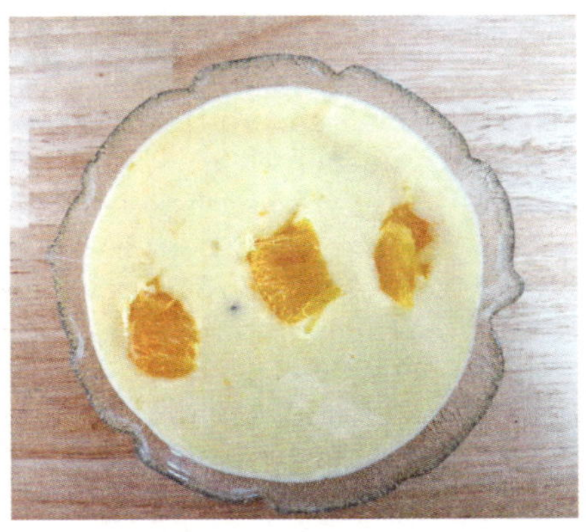

Rhabarberkompott mit Orangen

4 Personen *vegan, glutenfrei*

350	g	Rhabarber	schälen, in kleine Stücke schneiden
1		Orange	Saft auspressen, zugeben, dünsten bis Rhabarber bissfest ist
1		Orange	schälen, in Filets teilen, halbieren, mit
¼	TL	Vanille, gem.	zum Rhabarber geben, noch 5 Min. köcheln, mit
3	EL	Ahornsirup	nach Belieben süßen

Zuckergehalt pro Portion: ca. 16 g

Hirse-Apfelcreme

4 Personen *glutenfrei*

250	ml	Wasser	
250	ml	Apfelsaft	mischen, erhitzen
1	Stange	Zimt	zugeben
40	g	Hirse, gemahlen	in etwas Flüssigkeit anrühren, unter Rühren zugeben, 3 Min. kochen; mit Deckel 20-30 Min. nachquellen. In Schüssel umfüllen, unter Rühren erkalten lassen
150	ml	Sahne	steif schlagen und kühl stellen
½		Apfel	schälen, entkernen, fein in den Hirsebrei reiben
3	EL	Birnendicksaft*	nach Belieben süßen

Sobald der Hirsebrei erkaltet ist, die geschlagene Sahne vorsichtig unterheben, in Schälchen umfüllen und servieren. Evtl. mit Schnitzen von restlichem halben Apfel garnieren.

* oder Ahornsirup

Zuckergehalt pro Portion: 20 g

Früchtejoghurt mit Agavendicksaft

4 Personen *glutenfrei*

500	g	Joghurt	
1		Banane	zerdrücken
1		Zitrone	Saft auspressen, zugeben
1	EL	Agavendicksaft	mischen, abschmecken

Zuckergehalt pro Portion: 12 g

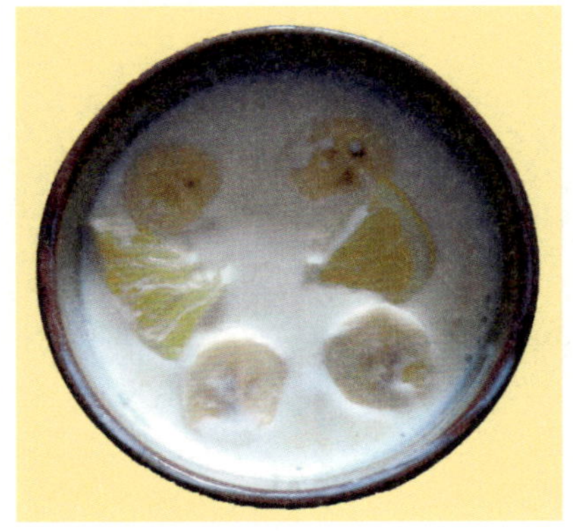

Grießflammeri mit Kirschen

4 Personen

50	g	Weizengrieß	einrühren in
300	ml	Wasser	unter Rühren aufkochen, 3 Min. kochend weiterrühren
200	ml	Milch	einrühren, 10 Min. nachquellen
¼	TL	Salz	Grießbrei süßen und würzen
¼	TL	Vanille, gem.	würzen
2	EL	Agavendicksaft	nach Belieben süßen
200	g	Kirschen, entsteint	(frisch oder eingemacht), in Schälchen füllen (einige zum Garnieren lassen)
100	ml	Sahne	steif schlagen, in Grieß geben, beides auf Kirschen verteilen, garnieren

Zuckergehalt pro Portion: 14 g

Zitronencreme

4 Personen *glutenfrei*

50	g	Reisfeinschrot*	mit etwas Wasser in Topf anrühren
300	ml	Wasser	zugeben, aufkochen, 5 Min. köcheln
200	ml	Milch	zufügen, aufkochen, 10 Min. quellen lassen, kalt stellen.
1		Zitrone	Schale abreiben, etwas zum Dekorieren abschneiden, Saft auspressen
2-3	EL	Agavendicksaft	süßen
1	Pr.	Salz	
¼	TL	Vanille, gem.	
etwas		Ingwer	mit der Creme mischen, abschmecken
100	ml	süße Sahne	schlagen, vorsichtig in die Creme geben und anrichten

Tipp: * Bei wenig Zeit zum Quellen und Abkühlen, die Reismenge um 5-10 g erhöhen.

Zuckergehalt pro Portion: 12 g

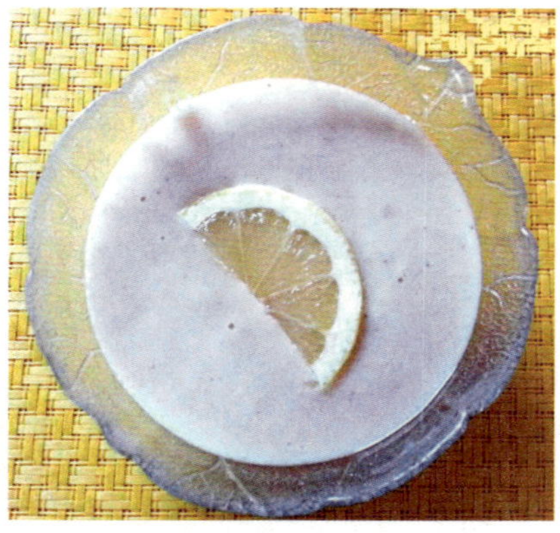

Getränke

Hirsewasser mit Fruchtsaft

9-10 Gläser

50	g	Hirse	
1	l	Wasser	im Topf aufsetzen, 20 Min. kochen
1	Pr.	Salz	zufügen, alles durch Sieb gießen, Hirsewasser auffangen, abkühlen, Hirse für Speisen verwenden
je ¼	TL	Ingwer, Zimt	
1	EL	Agavendicksaft	
0,35	l	Apfelsaft	abschmecken

Zuckergehalt pro 100 ml: 4 g

Cashewdrink mit Kirschsaft

3-4 Gläser

50	g	Cashewkerne	mehrere Stunden einweichen in
100	ml	Wasser	danach restliches Wasser abgießen
200	ml	Wasser	in Mixbecher geben
1	TL	Honig	zufügen, alles pürieren, Masse durchsieben, Rest für Speisen verwenden
150	ml	Kirschsaft	zugeben

Zuckergehalt pro 100 ml: 5-6 g

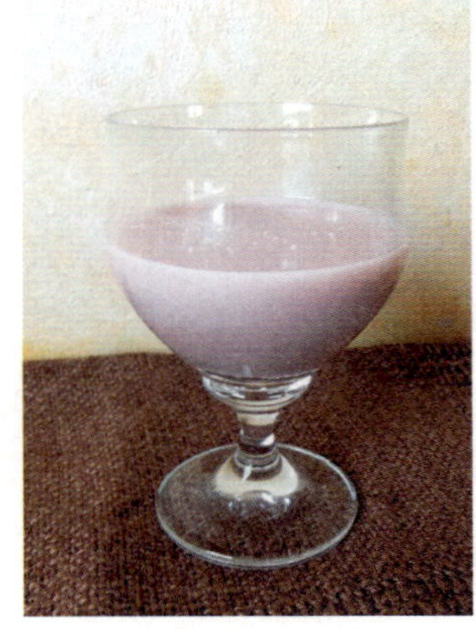

Gebäck

Ahornsiruphörnchen

50-60 Stück

150	g	Weizenvollkornmehl	
150	g	Mehl Type 1050	
150	g	Butter	
120	g	Mandeln, gem.	
120	g	Ahornsirup	
½		Zitrone, geriebene Schale	
¼	TL	gem. Vanille	
1		Msp. Salz	Zutaten zu einem Teig verkneten. Kleine Hörnchen formen und bei 180°C 10-12 Min. goldgelb backen.

Zuckergehalt pro Stück: 2 g

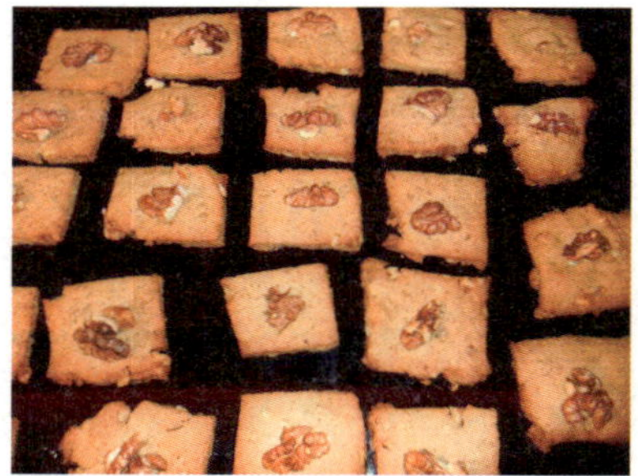

Knusprige Walnusskekse

25-30 Stück

150	g	Dinkelvollkornmehl	
50	g	Vollrohrzucker	
75	g	Butter	zu einem Mürbteig verkneten
1-2	TL	Wasser	zur Geschmeidigkeit zugeben
½	TL	Zimt	
Pr.		Salz	würzen und einkneten
80	g	gehackte Walnüsse	einen Teil unterkneten, etwas zum Verzieren verwenden

Aus dem Teig Plätzchen ausstechen und auf gefettetes Blech legen. Bei 200°C 10-12 Min. backen.

Zuckergehalt pro Stück: 2 g

Spekulatius

ca. 35 Stück

200	g	Dinkelfeinschrot	
25	g	Mandelblättchen für Teig	
100	g	Butter	
70	g	Vollrohrzucker	
1	Pr.	Salz	
1	TL	Zimt	
½	TL	Kardamom	
½	TL	Piment	
etwas		Muskatblüte	einen Mürbeteig herstellen, mind. 30 Min. ruhen lassen, auf bemehlter Arbeitsplatte Teig sehr dünn ausrollen, Kekse ausstechen oder mit Modeln formen, auf Backblech legen, mit
3	EL	Joghurt	bestreichen
50	g	Mandelblättchen	Kekse damit verzieren Bei 180°C 10-15 Min. backen.

Zuckergehalt pro Stück: ca. 2 g

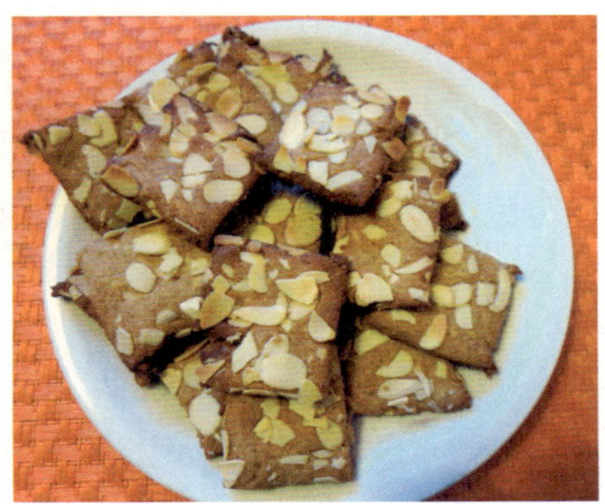

Schoko-Leinsamen Muffins

12 Stück

1		Ei	
100	g	Vollrohrzucker	
50	g	Butter	schaumig rühren
150	ml	Milch	in zweite Schüssel geben
200	g	Dinkel, fein gemahlen	
50	g	Leinsamen, gem.	zufügen und verrühren
5	EL	Kakao	
1	Pr.	Salz	
2	TL	Weinstein-Backpulver	
¼	TL	Kardamom	
¼	TL	Koriander	zugeben und vermischen, zur Schaummasse geben, beides verrühren,
50	g	Schokostreusel	zugeben Masse in Muffinförmchen füllen. Bei 175°C für 20 Min. backen.

Zuckergehalt pro Muffin: 12 g

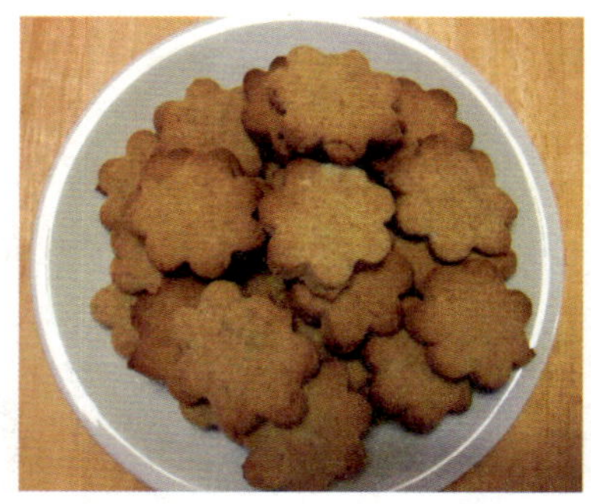

Butterkeks

ca. 30 Stück

200	g	Weizenfeinschrot	
100	g	Butter	
2	EL	Joghurt	
3-4	EL	Wasser	
50	g	Vollrohrzucker	
1	Pr.	Salz	Mürbeteig herstellen, Plätzchen ausrollen, auf ein gefettetes Blech legen, 18 Min. bei 180°C Umluft backen.

Zuckergehalt pro Stück: ca. 2 g

Kuchen

Streuselkuchen vom Blech

20-24 Stück

Teig:		
250 g	Weizenfeinschrot	
250 g	Mehl	
250 g	Butter	
100 g	Vollrohrzucker	
etwas	Joghurt	Mürbeteig herstellen, auf Blech geben. Vorbacken: 10 Min. bei 200°C
Belag:		
600 g	Äpfel	in Schnitze schneiden,
600 g	Pflaumen	halbieren, entsteinen, jeweils die Hälfte des vorgebackenen Teig damit belegen.
Streusel:		
150 g	Butter	
125 g	Haferflocken, fein	
100 g	Weizenfeinschrot	
100 g	Vollrohrzucker	zu Streuseln mischen, auf den Belag krümeln, 10-15 Min. backen bei 200°C.

Zuckergehalt pro Stück: 14-16 g

Rosinen-Orangen-Kuchen

Springform 26 cm 12 Stück

Füllung:

3		Orangen	etwas Schale abreiben, dann schälen, Fruchtfleisch mit Pürierstab zerkleinern
150	g	Rosinen	beides langsam im Topf zum Kochen bringen, abkühlen, abgeriebene Schale zufügen

Teig:

110	g	Weizenfeinschrot	
110	g	Weizenmehl Type 1050	
100	g	Butter	
40	g	Vollrohrzucker	
etwas		Vanille, gem.	einen Mürbeteig herstellen. Eine gefettete Springform auslegen, Rand hochziehen. Abgekühltes Orangenmus aufstreichen. Bei 175°C 45 Min. backen.

Zuckergehalt pro Stück: 12 g

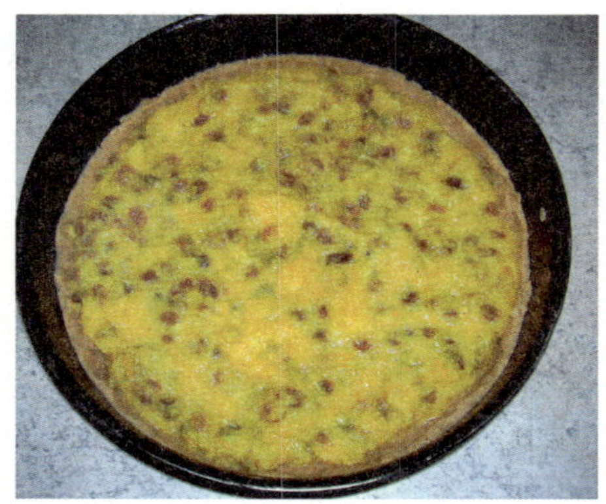

Literatur

Die Literaturzitate im Text, die in Klammern angegeben sind, beziehen sich auf die Gesamtausgabe (GA) des Werks Rudolf Steiners mit der jeweiligen Seitenangabe. Die einzelnen Werke sind nachfolgend unter der GA Nummer aufgeführt. Die Jahreszahl in Klammern gibt die Entstehung des Werks, die andere Jahreszahl die aktuelle Ausgabe an.

Werke Rudolf Steiners

GA 27 (1925), Steiner, Rudolf: Grundlegendes für eine Erweiterung der Heilkunst. 7.Aufl. 1991

GA 96 (1906/07), Steiner, Rudolf: Ursprungsimpulse der Geisteswissenschaft. 2. Aufl. 1989

GA 98 (1907/08), Steiner, Rudolf: Natur- und Geistwesen – ihr Wirken in unserer sichtbaren Welt. 2. Aufl. 1996

GA 145 (1913), Steiner, Rudolf: Welche Bedeutung hat die okkulte Entwicklung des Menschen für seine Hüllen (physischem Leib, Ätherleib, Astralleib) und sein Selbst? 6. Aufl. 2005

GA 170 (1916), Steiner, Rudolf: Das Rätsel des Menschen. Die geistigen Hintergründe der menschlichen Geschichte. 3. Aufl. 1992

GA 174a (1914-18), Steiner, Rudolf: Mitteleuropa zwischen Ost und West. 2. Aufl. 1982

GA 201 (1920), Steiner, Rudolf: Entsprechungen zwischen Mikrokosmos und Makrokosmos. 2. Aufl. 1987

GA 218 (1922), Steiner, Rudolf: Geistige Zusammenhänge in der Gestaltung des menschlichen Organismus. 3. Aufl. 1992

GA 230 (1923), Steiner, Rudolf: Der Mensch als Zusammenklang des schaffenden, bildenden und gestaltenden Weltenwortes. 7. Aufl. 1993

GA 266a (1904-14), Steiner, Rudolf: Aus den Inhalten der esoterischen Stunden, Band I. 1. Aufl. 1995

GA 303 (1921/22), Steiner, Rudolf: Die gesunde Entwicklung des Menschenwesens. 4. Aufl. 1987

GA 306 (1923), Steiner, Rudolf: Die pädagogische Praxis. 4. Aufl. 1989

GA 307 (1923), Steiner, Rudolf: Gegenwärtiges Geistesleben und Erziehung. 5. Aufl. 1986

GA 312 (1920), Steiner, Rudolf: Geisteswissenschaft und Medizin. 7. Aufl. 1999

GA 314 (1920, 22-24), Steiner, Rudolf: Physiologisch-Therapeutisches auf Grundlage der Geisteswissenschaft. Zur Therapie und Hygiene. 3. Aufl. 1989

GA 316 (1924), Steiner, Rudolf: Meditative Betrachtungen und Anleitungen zur Vertiefung der Heilkunst. 4. Aufl. 2003

GA 347 (1922), Steiner, Rudolf: Die Erkenntnis des Menschenwesens nach Leib, Seele und Geist. Über frühe Erdzustände. 3. Aufl. 1995

GA 348 (1922/23), Steiner, Rudolf: Über Gesundheit und Krankheit. Grundlagen einer geisteswissenschaftlichen Sinneslehre. 4. Aufl. 1997

GA 349 (1923), Steiner, Rudolf: Vom Leben des Menschen und der Erde – Über das Wesen des Christentums. 2. Aufl. 1980

GA 350 (1923), Steiner, Rudolf: Rhythmen im Kosmos und im Menschenwesen – Wie kommt man zum Schauen der geistigen Welt? 3. Aufl. 1991

GA 351 (1923), Steiner, Rudolf: Mensch und Welt – Das Wirken des Geistes in der Natur – Über das Wesen der Bienen. 5. Aufl. 1999

GA 352 (1924), Steiner, Rudolf: Natur und Mensch in geisteswissenschaftlicher Betrachtung. 3. Aufl. 1981

GA 354 (1924), Steiner, Rudolf: Die Schöpfung der Welt und des Menschen. 3. Aufl. 2000

Weitere Literatur

Biesalski, Hans Konrad u.a: Ernährungsmedizin, 5. Aufl. Stuttgart 2018

Bruker, M.O.: Zucker, Zucker. 12. Aufl. Lahnstein 2017

Schmidt, Gerhard: Dynamische Ernährungslehre. Bd. 2. Dornach 1979. Kapitel Kohlenhydrate.

Wolff, Otto: Grundlagen einer geisteswissenschaftlich erweiterten Biochemie. Stuttgart 1998

Wolff, Otto: Zucker – die süße Sucht. Merkblatt Nr. 151. Hrsg. Gesundheit aktiv. Bad Liebenzell

Anhang

Stichwortverzeichnis

Rezeptverzeichnis

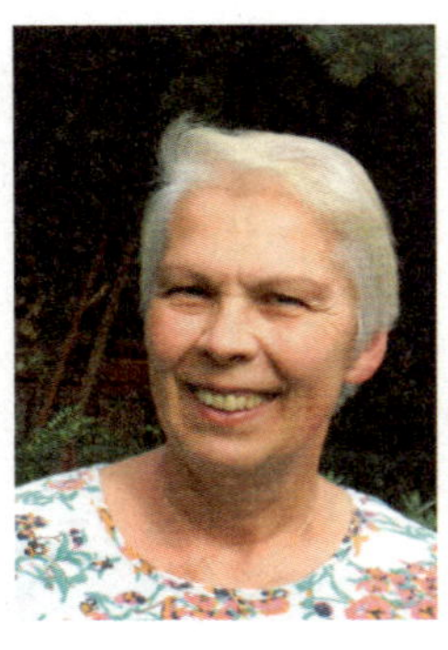

Autorennotiz

Dr. sc. agr. Petra Kühne, Ernährungswissenschaftlerin, Leiterin des Arbeitskreises für Ernährungsforschung in Bad Vilbel. Redakteurin vom „Ernährungsrundbrief", Beiträge in Zeitschriften, Vortrags- und Kurstätigkeit. Buchveröffentlichungen: Anthroposophische Ernährung – Lebensmittel und ihre Qualität (2018), „Anthroposophische Ernährung II - Mineralstoffe und Spurenelemente. Bad Vilbel (2014) - Säuglingsernährung (12 Aufl. 2016) u. a.

Arbeitskreis für Ernährungsforschung e.V. (AKE)

Dieses Buch ist vom Arbeitskreis für Ernährungsforschung e.V. herausgegeben. Er arbeitet als gemeinnütziger Verein auf dem Gebiet der ganzheitlichen Ernährung auf anthroposophischer Grundlage.

Schriftliches und mehr

Der AKE gibt Bücher und Broschüren zum Thema heraus. Daneben erscheint vierteljährlich die Zeitschrift „Ernährungsrundbrief" sowie Beratungsblätter zu Ernährungsfragen und Diätetik. Gern können Sie ein Probeheft anfordern.

Weiter gibt es Fort- und Weiterbildungsmöglichkeiten für anthroposophische und Kinder-Ernährung.

Gerne senden wir kostenlos Info-Material:

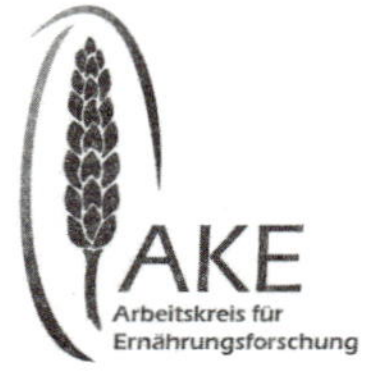

Arbeitskreis für Ernährungsforschung e.V.
Niddastr. 14 D-61118 Bad Vilbel
Email: info@ak-ernaehrung.de
www.ak-ernaehrung.de